Markus Hänni

Eigentlich müsste ich längst tot sein

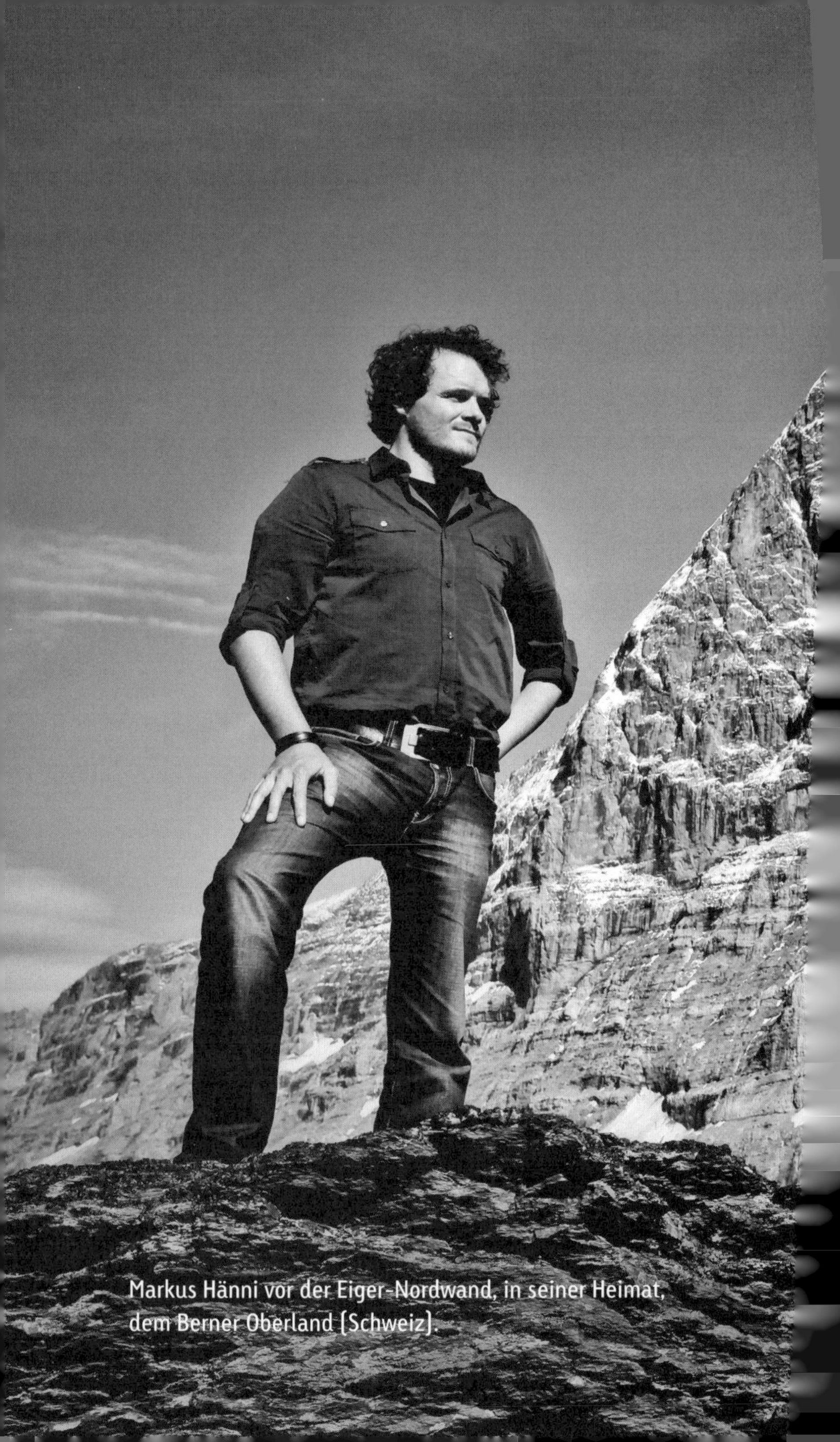

Markus Hänni vor der Eiger-Nordwand, in seiner Heimat, dem Berner Oberland [Schweiz].

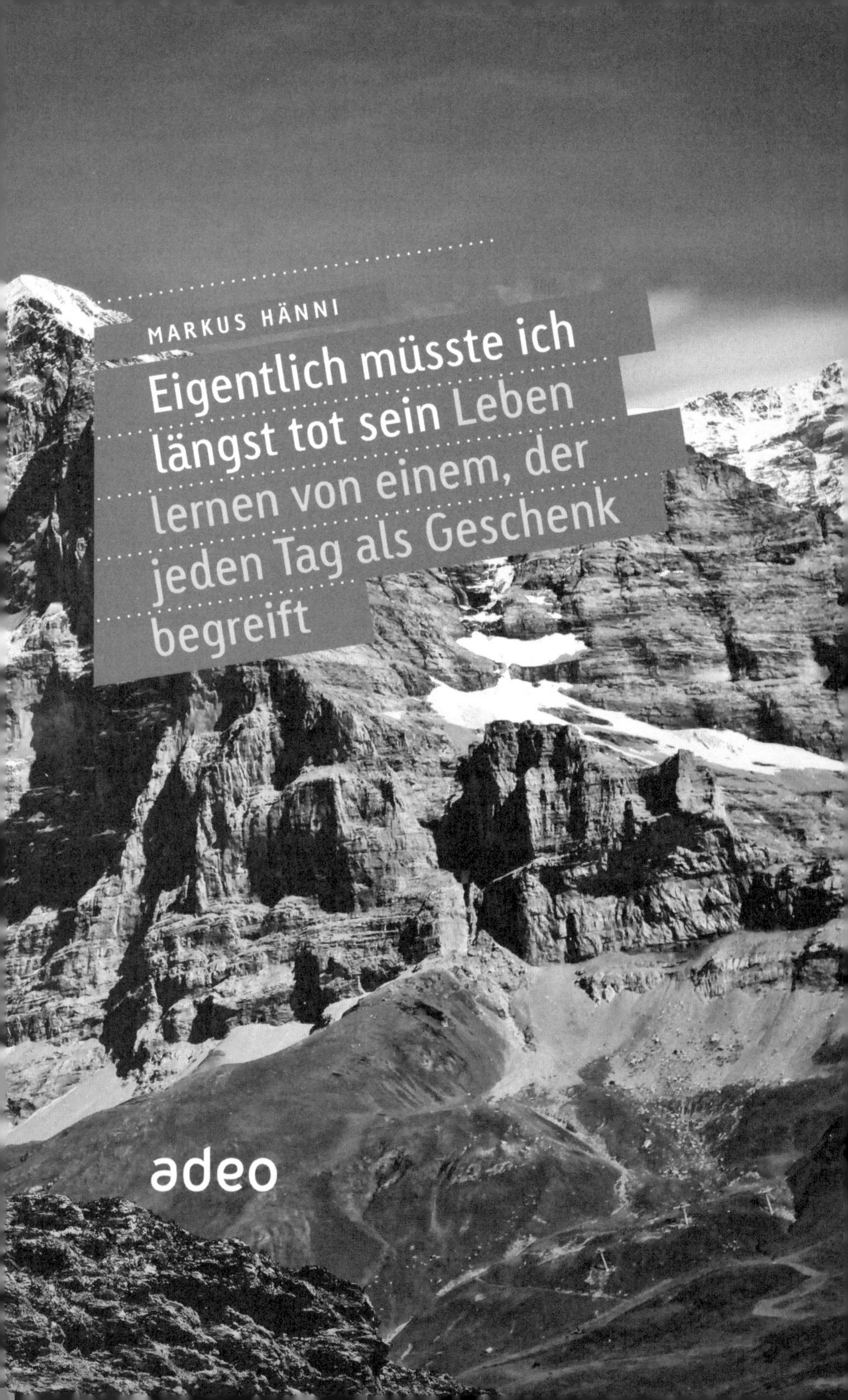

MARKUS HÄNNI

Eigentlich müsste ich längst tot sein

Leben lernen von einem, der jeden Tag als Geschenk begreift

adeo

In Dankbarkeit für die besten Eltern der Welt.
Und für B.

„Ich bin 29 und eigentlich sollte ich längst tot sein.
Aber man muss ja nicht immer das tun,
was andere sagen.“

Markus Hänni

Inhalt

Prolog

Ich wusste, wo die Ampullen lagen, die den Herzmuskel lahmlegten und einen sanften Tod versprachen.

Eine Zeit lang schlich ich um die Stelle herum und blickte mich um. Niemand war zu sehen. Also schnappte ich mir eine Packung, steckte sie in die Tasche meines Morgenmantels und verschwand auf meinem Zimmer.

Es war an der Zeit zu gehen.

Die traurige Geschichte des Zwillingsbruders Markus Hänni aus Toffen bei Bern in der Schweiz sollte an dieser Stelle ein für alle Mal enden.

Niemand musste um mich weinen. Alle sollten froh sein, dass es endlich vorbei war. Bald würden sie erkennen, dass es besser so war, denn ich hatte ja keine Perspektive.

In einem Testament, abgespeichert unter „Mein letzter Wille", hatte ich festgehalten, wie die Beerdigung ablaufen und wer meinen Computer bekommen sollte. Meine Eintrittskarten für das Fußballspiel Holland gegen Rumänien während der Europameisterschaft hatte ich bereits meinem Zwillingsbruder Thomas geschenkt.

Auf ins Paradies, in dem ich keine Antibiotika-Kuren mehr brauche, keine Mukoviszidose-Therapie am Morgen und am Abend. Manchmal vergehen Jahre, bis wir verstehen, wie kostbar Augenblicke sein können.

Bis bald!

Ich hatte bereits eine Nadel in der Vene des linken Armes, einen Zugang für die Medikamentengabe. Ich zog das Mittel in eine Spritze, öffnete den kleinen Deckel an der Kanüle, steckte die Spritze hinein. Wie das funktionierte, hatte ich tausendmal zuvor beobachtet.

Draußen war es dunkel. Ein starker Wind war aufgezogen. Für die nächsten Tage hatten sie schlechtes Wetter vorhergesagt. Das konnte mir nun egal sein.

Auf der Station war es ruhig, niemand ging auf dem Gang hin und her. Ich hatte meine Ruhe.

Leben atmen!

Ich holte tief Luft, dann drückte ich die klare Flüssigkeit in meine Adern. Die Wirkung setzte in null Komma nichts ein. Sofort spürte ich ein enormes Brennen auf der Haut und meine Zunge fühlte sich wie gelähmt an. Vor meinen Augen begann die Welt erst zu verschwimmen, dann überzog sie ein dichter, trockener Nebel. Schließlich verschwand sie ganz.

Danach war Stille.

Dass ich heute noch am Leben bin, trotz der eigentlich sicheren Methode, muss mit einem großen Schutzengel zu tun haben. Theoretisch hätte meine Dosis für drei Personen gereicht, um sie ohne Zwischenstopp in den Himmel zu schicken.

Aber ich wachte auf und lebte.

Und wenn ich ehrlich bin, dann war ich darüber gar nicht sonderlich traurig.

Was war mit mir um Himmels willen passiert? Ich war doch immer so hart im Nehmen. Aber das Fass war übergelaufen. Dass ich meine ganze Kraft dafür brauchte, nur um im Bett aufrecht zu sitzen, erschien mir kein lebenswertes Leben. Dass ich auf die Hilfe von anderen angewiesen war, empfand ich als derart demütigend, dass es nicht mehr auszuhalten war.

Keine Stunde ist ungeschminkter, intimer und konsequenter als die Stunde des Sterbens.

Aber sie war noch nicht gekommen.

Jemand hatte etwas dagegen, dass ich die Bühne verlasse …

Mein Name ist Markus Hänni und ich habe Mukoviszidose.

Wer diesen Begriff bei Google eingibt, findet automatisch auch das Wort „Lebenserwartung". Mit über

100.000 Treffern. Dort heißt es an oberster Stelle auf einer medizinischen Informationsseite: „Patienten, die in den 90er Jahren erkrankt sind, werden 40 bis 45 Jahre alt, davor 30 Jahre.“

Meine Diagnose war in den 80er Jahren.

Jetzt bin ich 29.

Ich könnte ersticken.

Aber ich will nicht.

Denn das Leben ist viel zu schön …

1

Winterträume in Valbella

Vielleicht klingt es ein bisschen kitschig und mag nach Postkartenromantik aussehen. Aber was soll ich machen? Wenn ich hier aus dem Fenster schaue, sehe ich vor dem blauen Himmel schroffe Schweizer Berge. Auf den Tannen liegt eine dicke Schicht Neuschnee. Ein bisschen weiter unten, auf dem zugefrorenen See, springen eingemummelte Kinder hin und her und liefern sich eine Schneeballschlacht und verliebte Paare stapfen, Händchen haltend, ihre Runden. Hier in der warmen Stube höre ich das Feuer im Kamin knistern und der Duft eines Gemüseauflaufs, überbacken mit kräftigem Schweizer Käse, zieht in meine Nase. Mir könnte es nicht besser gehen. Ich fühle mich wohl und kräftig. Es ist ein guter Tag.

Das war nicht immer so, wenn ich als Kind mit meinen Eltern von Bern hier herauf nach Valbella gefahren bin. Einmal ging es mir so schlecht, dass Vater schon nach zwei Stunden wieder alles zusammenpacken und mich in die Klinik bringen musste.

„Dieses Mal wird es eng, liebe Familie Hänni, dieses Mal wird es ganz eng“, haben dann die Ärzte nicht selten gesagt. „Hoffentlich schafft er das noch.“

Soll ich mich an all das erinnern?

Ich glaube, ich kann nicht anders.

Aber gerade heute, an diesem herrlichen Wintertag?

Ja, gerade heute! Ich empfinde jeden schönen Tag in meinem Leben als ein Geschenk. Zumal ich ja nicht weiß, wie viele es noch werden. Wenn es nach mir geht, jede Menge. Dafür kämpfe ich auch. Andererseits sollte man sich ja nicht immer nur auf das irdische Glück verlassen.

Deshalb beginne ich heute damit, meine Geschichte aufzuschreiben. Jetzt und hier. Gut möglich, dass mich hin und wieder ein Husten unterbricht, ein stechender Schmerz in der Lunge, aber das gehört dazu. Es gehört zu mir.

Mein Husten erinnert mich daran, dass ich zwar grundsätzlich so bin wie alle anderen – wie alle 29-Jährigen auf der ganzen Welt. Doch es gibt einen Unterschied: Bei mir tickt die Uhr vielleicht ein bisschen schneller. Was für meine Geschichte nicht ganz unwesentlich ist. Deshalb ist ein Tag, ein Wintertag wie dieser, für mich ein doppelt schöner Tag.

Ich will genießen, lachen und andere lachen hören. Mein größtes Hobby ist die Schauspielerei. Dabei übernehme ich gern die komischen Rollen, weil ich finde, dass es nichts Schöneres gibt auf der Welt, als andere Menschen zum Lachen zu bringen. Denn den, den man zum Lachen bringt, hat man auch zum Nachdenken gebracht. Lachen ohne Denken funktioniert nicht.

Manchmal, meistens am Sonntag, trage ich auch ein kleines Theaterstück vor oder irgendeinen anderen künstlerischen Beitrag im ICF (International Christian Fellowship) in Bern, einer protestantischen Glaubensgemeinschaft. Dabei geht es um viele Themen, um die es auch in diesem Buch geht: um das Leben, die Dinge zwischen Himmel und Erde, um Erklärliches und Unfassbares, um das Glück, um die Zukunft.

Zum meinem Glück gehört meine Familie. Ich habe wundervolle Eltern, die mich auf meinem Weg in einer Weise begleitet haben, die beispiellos ist. Dafür schon jetzt, ganz am Anfang, vielen Dank. (Mama, dein Gemüseauflauf duftet sensationell!)

Ich habe zwei Brüder, einer davon ist mein Zwillingsbruder, und eine Schwester. Unser Hund, ein zwei Jahre alter Appenzeller-Labrador-Mischling, heißt Tina.

Vielleicht stellen Sie sich die Frage, ob ich verheiratet oder Single bin. Das ist bei einem 29-Jährigen durchaus berechtigt. Nun ja, ich bin gerade ein bisschen verliebt.

Vermutlich ein bisschen sehr.

Sie weiß es nur noch nicht.

Dass ein paar meiner Gene eine entscheidende Macke haben – darüber weiß sie Bescheid. Jedoch ahnt sie wohl noch nicht, dass meine Hormone jede Menge bunter, aufgeregter Schmetterlinge in meinem Bauch aussetzen.

Das macht die Sache nicht unkomplizierter. Wobei ich glaube, dass ich in diesem Punkt schlauer bin, wenn ich dieses Buch zu Ende geschrieben habe. Vielleicht verrate ich Ihnen dann, wie es ausgegangen ist – je nachdem. In meinen Gedanken schwingt nämlich eine heimliche Widmung mit, die mich anspornt, diese Zeilen so persönlich wie möglich zu tippen.

❖

Draußen, vor unserem Haus in Valbella in den Graubündner Bergen, zwischen dem Parpaner-Rothorn auf der einen und dem Piz Scalottas auf der anderen Seite des Hochtals, ziehen auf der Loipe ein paar Langläufer dahin. Würden sie immer weiter und weiter in diese Richtung Ski fahren, kämen sie irgendwann, vielleicht in einigen Stunden, jenseits des Lenzhorns nach Davos, wo gerade das Wirtschaftsforum vorbereitet wird. Ich bin auf 1.500 Metern Höhe in einer Hütte in den

Bergen, an der sich die Eiskristalle an den Fenstern um die Wette drängen und die Leute ein Dorf weiter eine Sprache sprechen, Rätoromanisch, die nur schwer zu verstehen ist.

Dennoch fühle ich mich wie auf einer globalen Bühne. Letzten Sommer habe ich an der Straße einen Wegweiser mit den Kilometerangaben in alle Welt aufgestellt, falls all die vielen Langläufer und Wanderer mal nach neuen Zielen suchen. Zum Petersplatz in Rom sind es 587 Kilometer, nach Las Vegas 9.285, nach Santiago de Chile 11.937, nach Chur 16. Die Sportler müssen ja ein bisschen planen können, wie lange sie unterwegs sind.

Vielleicht reise ich auch mal dorthin, in die weite Welt, außerhalb von Europa. Ein Traum wäre es allemal.

Andererseits darf ich meinem Körper die Kräfte nicht übermütig entziehen. Wer schon mehrmals beim lieben Gott um eine Audienz gebeten hat, wenn auch unfreiwillig, lernt auch das Leben schätzen. Hier und jetzt bei Mutters genialem Gemüseauflauf mit geschmolzenem Käse.

Das Zusammensein mit meiner Familie hier in unserem Haus, das wir Valcasa nennen, bedeutet für mich Erholung und Inspiration zugleich. Gestern zum Beispiel bin ich aufgestanden und habe ein kleines Theaterstück geschrieben. Mir tut die Abgeschiedenheit hier oben gut, der Tapetenwechsel. Deshalb komme ich auch zwei- oder dreimal pro Jahr für eine Woche hierher.

Früher waren wir während der Schulferien immer hier. Heute trifft sich die Familie mal komplett, mal sind es nur meine Brüder und ich, mal meine Eltern mit der Familie meiner Schwester. Ich empfinde das durchaus als Geschenk. Denn Familie ist für mich kein veralteter, altmodischer oder gar spießiger Begriff, sondern eine Gemeinschaft, die mir mein Überleben gesichert hat. Und dies vielleicht auch in Zukunft tut.

Nachdem ich mich dann hier ein paar Tage in der Einsamkeit erholt und mich neu geerdet habe, muss ich wieder runter in die Stadt. Die Ruhe hier oben ist etwas Wunderschönes. Irgendwann kann sie aber auch einengend wirken. Manchmal geht mir das so nach einem erfolgreichen Projekt. Kurz vor Weihnachten war ich in Bern an einem wichtigen Musical beteiligt, das nicht nur aus meiner Feder stammt, sondern bei dem ich auch eine Hauptrolle besetzte. Das ganze Team traf sich oft, wir haben geprobt, Dinge besorgt, uns intensiv auf die beiden Vorführungen vorbereitet.

Doch dann, plötzlich, einen Tag vor Heiligabend, war alles vorbei. Der letzte Vorhang war gefallen, der Applaus verklungen, die letzten Lobeshymnen ausgesprochen. Alles war still um mich herum und ich war allein. Dabei bin ich ein Mensch, der nicht gern allein ist, außer ich habe etwas, das gerade erledigt werden muss, etwas Kreatives zum Beispiel. Ansonsten brauche ich immer Leute um mich herum. Meine Familie, meine Freunde, Menschen, denen ich etwas erzählen kann und darf.

Als alles fertig war, fiel ich in eine Leere. Ein Gefühl, das ich auch von meinen Krankenhausaufenthalten kenne: wenn der Besuch sich verabschiedete, wenn die Tür zufiel und ich nur noch die Schritte auf dem Flur hörte, die sich entfernten.

Das kleine Theaterstück, das ich gestern geschrieben habe, handelt von Ruth, einem Buch im Alten Testament, das viele Leute gar nicht kennen, mit dem ich aber Begriffe wie Treue und Demut verbinde. Auch Ruth fiel nach dem Tod ihres Mannes in eine Leere, aber sie weigerte sich aufzugeben …

Mein großes biblisches Vorbild ist übrigens Hiob. Ein Mann, mit dem mich meine Freunde ab und an vergleichen. Meistens dann, wenn ich mal wieder in der Klinik war. Denn Hiob war einer, der alles hatte, plötzlich alles verlor und krank wurde. Sogar seine Freunde wandten sich gegen ihn und warfen ihm vor, dass es ihm so schlecht gehe, weil er keinen Glauben und zu viele Sünden auf sich geladen habe. Die Realität war jedoch ein Zwist zwischen Gott und Teufel, an dem er aber eher gewachsen ist, weil er seinem Herrn treu blieb.

Auch bei mir weiß nur der liebe Gott, was mir die Zukunft bringt. Wenn ich einen Vorschlag machen könnte, dann würde ich ihm sagen: Bring mir bei, richtig große, bedeutende Musicals zu schreiben. Mein heimlicher Traum ist der, dass irgendwann ein Stück von mir auf der Seebühne in Bregenz zur Aufführung kommt. Wäre das nicht großartig? Ich sehe schon das Publikum vor mir: in Abendkleidern oder Jeans – ganz egal.

Schöne Träume sind dazu da, sie zu Ende zu träumen, auch wenn die Vernunft nicht lockerlässt in ihren Bemühungen, einen immer wieder wachzuschütteln.

Meine berufliche Situation ist im Moment von meiner Krankheit geprägt. Bei meiner letzten Firma war es extrem schwierig, weil ich immer wieder mehrere Tage oder sogar Wochen gefehlt habe. Es ging mir nicht gut. Ich hatte einfach nicht genügend Kraft für einen fünfstündigen Arbeitstag.

Aus diesem Kreislauf der gegenseitigen Unzufriedenheit haben mich meine Ärzte vor einigen Monaten befreit, indem sie mich für ein ganzes Jahr krankgeschrieben haben. Ein Jahr, das ich zur Erholung nutzen sollte, was mir auch gelungen ist. Im Moment ist dieses Jahr vorbei und ein abschließendes Gespräch bei meiner Firma brachte das Ergebnis, dass mein Vertrag nicht verlängert wird.

Jetzt muss ich schauen, wie alles weitergeht. Dass ich etwas Produktives machen kann, ist absolut klar. Es geht nur nicht von morgens um sieben bis abends um fünf. So kam es, dass ich anfing zu schreiben, während ich nach neuen Tätigkeiten suchte, die zu mir passen.

Und ich liebe das, was ich in diesem Augenblick mache, obwohl der Rückblick auf mein Leben auch mit vielen Qualen verbunden ist.

Mit Tränen.

Mit Trauer.

Mit Zukunftsängsten.

Wenn man fast jede Woche irgendwann zu seinem Vorgesetzten gehen muss, um ihm eine Krankmeldung zu bringen, dann ist das schon sehr belastend. Für alle.

Bei mir hat das auch auf die Motivation geschlagen. Denn ich versuche immer, mein Bestes zu geben. Aber ich wusste oft von vornherein, dass ich ein Projekt nicht von A bis Z fertig machen kann. Dadurch nimmt man Dinge schnell mal auf die leichte Schulter und interpretiert gewisse Sachen anders als alle anderen. Zum Beispiel ist für mich naturgemäß die Gesundheit das Wichtigste. Das bestätigten zwar alle Kollegen und zeigten Verständnis, aber was hinter meinem Rücken ablief, weiß ich natürlich nicht.

Ich glaube, dass ich in einem ganz normalen Beruf eher eine Belastung für die anderen bin. Ein Gefühl, das eigentlich unerträglich ist.

Wenn ich zum Beispiel am Abend einen Druck auf meiner Brust spüre, weiß ich, dass ich tags darauf ziemlich sicher ins Krankenhaus muss, um wieder gesund zu werden. Um gesund für die Arbeit zu werden. Ich drehte mich in einem Hamsterrad.

Das ging sechs Jahre so.

Davor war ich an einer Schule, in der ich mit angehenden Spitzensportlern in der Klasse war, die viel trainieren mussten und deshalb das Pensum nicht in drei Jahren sondern in vier schafften. Das war ideal, denn sie hatten so Zeit für ihr Training und ich für meine Therapie. Diese ungewöhnliche Situation empfand ich als sehr gut, denn Sportler haben ein Kämpferherz – und genau das brauchte ich in meinem bisherigen Leben auch.

Die Ärzte sagten: „In die Grundschule wird er wohl nie kommen."

Aber ich kam in die Grundschule.

Die Ärzte sagten: „Die Oberstufe erreicht er wohl nie."

Doch ich erreichte sie.

Die Ärzte sagten: „Seinen Abschluss – nein, den wird er nicht mehr schaffen."

Dennoch schloss ich die Schule mit Bestnoten ab.

Diese „Dennochs" verdanke ich meinen Eltern, aber auch Lehrern, die mich gefördert und an mich geglaubt haben.

Wenn ich mich an diese Zeit in der Schule erinnere, dann kommt mir etwas Seltsames in den Sinn: Ich habe dort nie über meine Krankheit gesprochen. Auch in der Grundschule nicht. Zumindest nicht freiwillig. Wenn meine Fehlzeiten ein Thema waren, dann habe ich mir immer Ausreden zurechtgelegt.

Ich wollte mich alle dem nicht stellen. Unter keinen Umständen! Es war mir peinlich, dass ich als Mann einen Schaden an meinem Körper habe. Männer dürfen doch keine Schwäche haben! Dürfen doch nicht „weniger wert" sein als andere!

Vermutlich habe ich während meiner gesamten Schulzeit durch all diese Verheimlichungen mein Schauspieltalent trainiert.

Wirklich offen darüber reden kann ich erst seit jenem Vorfall vor nicht allzu langer Zeit. Damals konnte und wollte ich nicht mehr, meinem Körper ging alle Kraft verloren, meine Gedanken sehnten sich nach ewiger Stille. Ich wollte Schluss machen.

Vielleicht haben meine Mitschüler und Lehrer auch etwas von mir gelernt, dem Kranken. Zum Beispiel, dass es nicht nur die Siege sind, die einen voranbringen.

Heute denke ich wieder nach vorn, allerdings nicht in Jahren oder Jahrzehnten, sondern ich lebe eher von Monat zu Monat. Meine Krankheit taugt nicht dazu, Pläne in ferner Zukunft, also jenseits der 80, zu schmieden. Vielleicht bin ich in fünf Jahren verheiratet, vielleicht nicht. Vielleicht habe ich Kinder, vielleicht bin ich allein.

Wenn ich jetzt und hier drei Wünsche freihätte, was würde ich wohl wählen? Dass die Medizin weiter daran arbeitet, meine Krankheit zu erforschen. Dass sie neue Lösungen findet, sogar einen therapeutischen Durchbruch. Das es neue Perspektiven gibt. Die Krankheit nicht zwangsläufig den Tod zur Folge hat.

Ich wünsche mir Erfolg, der es mir ermöglicht, meinen Lebensunterhalt eigenständig zu verdienen.

Und ich wünsche mir eine liebe Frau.

Eine glückliche Beziehung.

Liebe.

Wie bereits erwähnt, bin ich über beide Ohren verliebt. Vor einigen Wochen bin ich ihr im ICF das erste Mal begegnet. Sie ist jung und hübsch – was sage ich – sie ist wunderschön! Am Anfang fanden wir uns einfach gegenseitig sehr sympathisch. Wir haben in den letzten Wochen sehr viel miteinander gesprochen, uns über das ausgetauscht, was uns wichtig ist. Nach und nach wurden die Gespräche immer persönlicher und wir haben eine große Nähe zueinander entwickelt. Es gibt wenige Menschen, denen ich bisher so viel über mich erzählt habe. Die Zeit mit ihr ist etwas ganz Besonderes. Jeden Tag möchte ich bei ihr sein.

Inzwischen habe ich ihr gesagt, welche Gefühle ich für sie empfinde, weil ich von Anfang an gern mit offenen Karten spiele. Leider hat sich aus dieser offiziellen Mitteilung noch nichts Offizielles entwickelt, obwohl wir uns häufig treffen.

Ob meine Krankheit damit etwas zu tun hat, dass es noch keine richtige Beziehung geworden ist, glaube ich nicht. Hoffe ich nicht.

Eine schwierige emotionale Lage.

Ich fühle mich körperlich gerade sehr fit, was wohl auch mit der Ausschüttung von jeder Menge Endorphinen zu tun hat.

Gefährlich ist nur, dass sich das alles wieder verschlimmert, wenn nach einem Hoch der Druck abfällt. Bei Aufregung und Stress schüttet der Körper Cortisol aus und hemmt damit entzündliche Prozesse. Wenn der Stress nachlässt, sinkt auch der Cortisolspiegel. Das konnte ich schon als Kind an mir beobachten: Immer dann, wenn der letzte Schultag geschafft war, wenn die Ferien begannen, schlug mein Körper gnadenlos zu. Fast so, als gönne er mir die freie Zeit nicht, das Glück, die Phase der Erholung.

Ich wurde schwach und schwächer. Das Fieber stieg. Ich lag im Bett herum und musste ohne Ende husten. Ich wusste, dass es schlimmer und schlimmer werden würde, dass nur ein Klinikaufenthalt mit starkem Antibiotikum mich wieder auf die Beine bringt. Mich rettet.

Einmal hat mich das so geärgert, dass ich mir nach wenigen Tagen selbst einen Katheter gezogen habe, der die Medikamente direkt ins Herz transportiert. Das war natürlich nicht so gut und ich bekam von den Ärzten eine entsprechende Ansprache, in der sie mir die große Gefahr einer solchen Aktion schilderten.

„Sie hätten dabei sterben können", sagten sie zu mir.

„Das Sterben kenne ich", antwortete ich ihnen. „So einfach, wie Sie sich das vorstellen, funktioniert das nicht."

❖

Im Moment habe ich seit einem Jahr und vier Monaten Ruhe vor Krankenhausaufenthalten. Die Wahrscheinlichkeit, dass ich über die nächsten Jahre ohne Klinikaufenthalt auskomme, ist aus medizinischer Sicht gering. Und wenn ich wieder für einige Tage ins Krankenhaus muss, dann sicher wieder – wie immer – zum falschen Zeitpunkt.

Andererseits muss man das vielleicht auch einfach mit Humor nehmen. Zumal ich! Schließlich verstehe ich mich als Komiker und lache für mein Leben gern. Mit meinem Lachen habe ich schon als Kind die schlechten Nachrichten der Ärzte übertönt.

Ich weiß aber auch, dass Komiker oft sehr sensible Menschen sind.

Natürlich weine ich manchmal. Zum Beispiel, wenn der Körper nicht mit den Wünschen in meinem Kopf mithält. Oder wenn andere leiden. Wenn Beziehungen zu Ende gehen, wenn Schmerzen unerträglich sind, wenn der Krebs über jemanden herfällt. Über solche Schicksale denke ich viel nach und frage mich, für was all das gut sein soll, was sich Gott dabei denkt, wenn er den Menschen solche Prüfungen schickt.

Das betrifft mich natürlich vor allem auch selbst, da ich von Geburt an einen Gendefekt habe, den man mir nicht ansieht, der aber unheilbar ist und seit vielen Jahren den Rhythmus meines Lebens diktiert.

Ich möchte nicht ersticken. Ich möchte nicht mal daran denken.

Die Luft hier oben in Valbella ist klar und rein. Ich setze mich aufrecht auf den Stuhl, atme einen tiefen Zug Luft ein, spüre, wie sich meine Lungen damit füllen, denke daran, wie der Sauerstoff in mein Blut übergeht. Ein Prozess, der eigentlich ein Wunder ist. Ein Wunder des Lebens.

Ich möchte immer genügend Luft bekommen.

Bei mir funktioniert dieser Austausch nur mit großer Mühe, weil zähes Sekret sich in meiner Lunge breitmacht. Der Grund dafür ist eine Mutation am langen Arm des Chromosoms 7. Das bedeutet, vereinfacht gesagt, dass alle körpereigenen Sekrete bei mir eingedickt produziert und deshalb nicht richtig abgeführt werden, weil sich die Eiweiße und Salze nicht nach Plan austauschen. Das ist ein relativ großes Problem, von dem mehr Menschen auf der nördlichen Erdhalbkugel betroffen sind, als man gemeinhin denkt. Sie ist die häufigste genetisch bedingte Krankheit in Europa. Jedes Jahr kommen allein in Deutschland rund 300 Kinder damit zur Welt, 40 in der Schweiz.

Wie ich müssen sie sich irgendwann der Realität stellen: Ich könnte ersticken!

Laut der medizinischen Studien müsste ich längst tot sein. Aber wer gibt schon etwas auf Statistiken. Man muss ja nicht immer das tun, was andere sagen …

„Was wäre, wenn heute mein letzter Tag wäre?" Immer wieder stelle ich mir diese Frage, wahrscheinlich öfter als der Durchschnittsmensch, der sich auf die „Statistik der Gesunden" verlässt. Er schwelgt in der Sicherheit, eine Lebenserwartung von 70, 80 oder sogar 90 Jahren zu besitzen. Mit so einer Lebenserwartung lässt sich einiges auf „morgen" verschieben.

Das kann ich weniger. Meine Uhr tickt schneller. Mein Leben ist heute. Ich kämpfe um jede Minute, um die Luft zum Atmen. Mit dem Tod vor Augen bin ich mir der Endlichkeit und Schönheit des Lebens bewusst. Dankbar denke ich an die Menschen, die ich liebe, aber auch an Chancen, das Leben zu genießen und andere Menschen zu beschenken. Ich weiß: Dass ich atme, ist nicht selbstverständlich.

Was würde ich tun, wenn heute mein letzter Tag wäre? Diese Frage rückt mein Leben in ein völlig neues Licht. Was wäre mir wirklich wichtig? Wen würde ich noch einmal besuchen, mit wem würde ich noch einmal sprechen? Wen müsste ich echt um Vergebung bitten? Wem würde ich danken? Wie will ich vor Gott treten? Koste ich mein Dasein voll aus oder renne ich gehetzt – ewig unzufrieden und frustriert – dem Glück hinterher?

Ich bereite mich darauf vor, dass meine Zeit endlich ist.

Und ich kämpfe.

Um das Leben und die Liebe.

2

Todesangst und große Fragen

Als ich einmal mit meiner besten Freundin Barbara sprach, sagte sie zu mir: „Ich mache mir Sorgen um dich!“ Schließlich würde ich meine berechnete Lebenserwartung von 30 Jahren bald erreichen. Ich beruhigte sie damit, dass ich nicht vorhabe, in den nächsten fünf Jahren abzutreten.

„In den nächsten fünf Jahren?“, fragte sie entsetzt.

„Okay, ich erhöhe auf zehn“, sagte ich.

Wie lange es wirklich noch geht, weiß ohnehin keiner. Es steht aber vielleicht nicht so schlecht um mich, wie es manche Statistik darstellt. Denn ich behandle meine Krankheit mit einer konsequenten Therapie.

Heute zum Beispiel bin ich um halb neun aufgestanden und habe ein wenig gefrühstückt. Gleich darauf begann die Atemtherapie.

Die startet damit, dass ich rund zehn Minuten Medikamente inhaliere. Das macht die Atemwege frei. Wenn sie dann offen sind, folgt eine reinigende Inhalation mit hochprozentigem Salzwasser.

Danach lege ich mich aufs Bett und arbeite mit einem Gerät, in dem der Atem eine Kugel in Vibration versetzt. Das dauert etwa eine halbe Stunde und stärkt die Atemmuskulatur. Durch die zusätzliche Abwechslung der Seitenlagen löst sich das gestaute Sekret optimal.

Zuletzt folgen nochmal zwei Inhalationen mit Medikamenten, darunter ein Antibiotikum, das ich jeden Monat wechsle, damit ich keine Resistenzen entwickle.

Insgesamt dauert das Ganze eine gute Stunde. Am Vormittag und am Abend, jeden Tag, jede Woche, Jahr für Jahr.

Das kann natürlich manchmal nerven, auch wenn es jetzt seit vielen, vielen Jahren zu meinem täglichen Programm gehört. Als sehr unangenehm und geradezu eklig empfinde ich das Sekret, das meine Bronchien andauernd absondern. Wenn man den Zustand mit Medikamenten abschaffen könnte, dass der Körper das dauernd produziert, wäre ich sehr glücklich und würde dem Erfinder sofort den Nobelpreis verleihen.

Neulich habe ich einen Bericht über Betroffene gelesen, bei denen das kranke Gen gegen ein gesundes ersetzt wurde. In diesem Fall haben sie das Präparat bewusst und unter klinischen Bedingungen eingeatmet. Doch es funktionierte nicht. Entweder sie starben an dieser Therapie oder sie erkrankten an Krebs, weil sich bei ihnen schon bald darauf ein tödlicher, schnell um sich greifender Tumor entwickelte.

Deshalb glaube ich, dass der Mensch nicht wirklich erfolgreich in das Erbgut eingreifen kann. Jedenfalls nicht in absehbarer Zeit. Ob wir es überhaupt dürfen, ist eine andere Frage. Meine Meinung ist dazu eindeutig: Ja, auf jeden Fall, wenn wir damit Menschen von einem Leiden befreien können, ohne gleichzeitig ein neues zu schaffen.

Natürlich stelle ich meinen Ärzten immer wieder die Frage, wie es um mich steht, wobei sie sich mit Prognosen eher bedeckt halten. Sie sagen: Ich könne durchaus noch viele glückliche Jahre haben, wenn nichts dazwischenkommt. Und wenn die Nebenwirkungen der Medikamente nicht irgendwann größer seien als der Gendefekt.

Aktuell liegt meine Lungenfunktion bei 70 Prozent. Würde sie sinken, zum Beispiel auf 30 Prozent, bestünde die Gefahr einer akuten Entzündung, die irreparabel ist. Dadurch wird man so schwach, dass man stirbt – oder man braucht eine Lungentransplantation. Kurzum, ich bin tatsächlich krank, was mir dann immer wieder klar wird, wenn ich mich mit dem Thema beschäftige. So wie jetzt.

Eigentlich will ich das aber nicht so oft tun. Die einschlägigen Seiten im Internet weisen sehr drastisch darauf hin, wie es um mich steht. Die Lebenserwartung mit meiner Krankheit ist einfach stark begrenzt. Das Ende kommt, und es wird nicht schön sein. Unwiderruflich.

Seit ich denken kann, bin ich mit schlechten Prognosen für die Zukunft unterwegs. Ständig haben mir andere gesagt, wie schlecht es um mich steht, dass es nicht mehr lange gehen wird. Im Kindergarten, in der Schule, auf der Arbeit, im Krankenhaus, im Freundeskreis. Aber obwohl mir diese Ultimaten ständig vor Augen geführt wurden, habe ich mich wirklich nicht sehr intensiv mit ihnen beschäftigt.

Dagegen litten meine Eltern sehr darunter. Ich dachte eher: *Nicht so schlimm, wenn es endlich aus ist. Mit dieser Lunge möchte ich auch keine 30 Jahre leben.*

Ich weiß, wie sich Todesängste anfühlen. Wenn die Brust sich zusammenzieht, man fast keine Luft mehr bekommt … Wenn man denkt, dass ein schwerer, unverrückbarer Stein auf einem liege, der einen unweigerlich erdrückt. Irgendwann kommt dann der Zeitpunkt, an dem der Wunsch nach Erlösung größer ist als die Angst.

Für Außenstehende ist das mindestens so dramatisch wie für mich. Einmal war ich mit meiner damaligen Freundin gerade in England, als es mir plötzlich sehr schlecht ging und ich unverzüglich nach Hause musste. Wir tranken auf dem Flughafen einen letzten Kaffee, ich verabschiedete mich, dann ging sie. Auf mich warteten, wie schon häufig zuvor, die Ärzte im Krankenhaus.

Anschließend hat sie sich noch einmal kurz bei mir gemeldet, danach nie wieder – was ich ihr gar nicht so sehr übel nehmen kann. Sie war einfach überfordert. Wer will schon gerne mit einem todkranken Mann zusammen sein?

Lange habe ich darunter gelitten, dass ich keine andere Perspektive bieten kann.

Sicher, wenn ich mir irgendwann mit einer Frau Kinder wünsche, kann das zu neuen Problemen führen. Andere sagen mir, dass all das keine Rolle spielt. Wenn man sich verliebt, dann verliebe man sich, unabhängig von irgendwelchen Gendefekten. Ich glaube aber, dass das nicht ganz stimmt. Denn irgendwann kommt der Moment, in dem man Entscheidungen treffen muss.

Ja oder nein, für ewig oder nicht?

Selbstverständlich kommt dann die Krankheit ins Spiel. Sie wird vielleicht irgendwann kein Hindernis mehr sein. Im Moment ist sie es – und war es häufig genug.

Eines habe ich im Laufe der Zeit gelernt: wie wichtig das *Jetzt* ist.

Der Blick auf das Ende macht den Moment in seiner Schönheit und Tiefe einfach unendlich kostbar. Das Glas ist nicht halbleer, sondern halbvoll. Das Leben will jetzt und hier von mir bewusst gelebt und gefüllt werden. Und das in vollen Zügen.

Der Wechsel der Blickrichtung ist es, der den Unterschied macht.

Wenn ich heute anderen von meiner Krankheit erzähle, werde ich darin bestätigt, dass sie vielleicht gar keine Schwäche, sondern eher eine Stärke ist. Weil ich gelernt habe, wie schön unser Dasein ist.

3

Elternliebe. Meine Reise in die Vergangenheit

Ohne meine Eltern wäre ich längst nicht mehr am Leben.

Kürzlich habe ich einen Film aus Brasilien gesehen, in dem sich die Menschen mit irgendwelchen Geistern verbunden fühlen. Wenn sie ein krankes Kind haben, dann graben sie es an Ort und Stelle bei lebendigem Leib ein und die ganze Sippe zieht weiter. Wäre ich nicht in der Schweiz, sondern im südamerikanischen Dschungel zur Welt gekommen, hätte es mir auch so ergehen können.

Meine Eltern sagen, dass ich ein sensibler Mensch und eine Kämpfernatur sei. In erster Linie bin ich aber ein Familienmensch. Viele junge Leute halten das klassische Familienleben vielleicht für „uncool". Aber ich genieße es, das Zusammensein und Zusammenhalten. Das kann ich gar nicht oft genug sagen.

Ich verdanke meiner Mutter und meinem Vater außerordentlich viel. Das ist mir schon seit geraumer Zeit klar.

Bereits als Kind spürte ich, wie sehr sie sich für mich aufopferten, für mich kämpften, wie sie über Jahre ihr eigenes Leben zurücksteckten. Aber als Kind verdrängt man auch vieles. Denn man schaut nach vorne, will etwas erreichen, möchte nicht ständig mit der Krankheit konfrontiert werden, auch wenn sich das nur schwer vermeiden lässt.

„Der Mensch rechnet immer das,
was ihm fehlt, dem Schicksal doppelt so
hoch an als das, was er wirklich besitzt."
Gottfried Keller

Doch heute will ich einen Blick zurückwerfen: in die Zeit damals, vor knapp 30 Jahren, als in Bern ein Kind geboren wurde, mit dem etwas nicht stimmte, auch wenn man es ihm nach der Geburt nicht ansah.

Deshalb setze ich mich heute mit meinen Eltern zusammen, stelle Fragen und lasse sie erzählen. Dabei habe ich das Gefühl: Auch ihnen tut das gut. Nach all den Jahren, nach all den Mühen und Sorgen.

Meine Mutter führte von Anfang an Tagebuch. In einem roten Ordner heftete sie die lose Blattsammlung ab. Detailreich und akribisch hielt sie alles fest, in ihrer schönen, akkuraten Schrift. Vor ein paar Tagen zeigte sie es mir. Als ich darin zu lesen begann, schnürte es mir nicht selten den Hals zu. Einige Passagen daraus zitiere ich später noch.

Meine Mutter ist eine wundervolle Frau, mein Vater ein grandioser Mann. Deshalb bitte ich sie: „Mama, Papa, erzählt mir von meinem Leben!"

Als Erstes frage ich meine Mutter: „Wie war das damals für dich bei meiner Geburt und die ersten Jahre?"

„Ach, Markus", antwortet sie und fängt an zu erzählen:

Gleich vorab: Als deine Mutter habe ich dich vom ersten Augenblick an geliebt, wie alle deine Geschwister auch. Als du auf die Welt gekommen bist, hattest du bereits eine ältere Schwester mit acht Jahren und einen älteren Bruder mit dreieinhalb.

Als ich mit dir schwanger war, hatte ich keine Ahnung davon, dass du auch einen Zwillingsbruder hast. Die Schwangerschaft verlief ganz normal.

Ende des neunten Monats fragte mich mein Arzt: „Wollen Sie noch etwas wissen? Sollen wir weitere Untersuchungen machen?" Ich schaute Daniel an, deinen Vater, und der sagte: „Wir lassen es auf uns zukommen. Es soll so sein wie es ist."

Umso größer war die Überraschung und die Freude, als nicht nur du zur Welt kamst, sondern mit dir und nur fünf Minuten später dein Bruder Thomas. Irgendwie hatte ich mir immer Zwillinge gewünscht und jetzt war dieser Wunsch unverhofft in Erfüllung gegangen.

Ich kann mich erinnern, als ich 15 oder 16 Jahre alt war, fiel mir ein Heft mit Strickmustern in die Hände. Auf dem Titelbild war ein Zwillingspärchen zu sehen. Damals dachte ich mir: Wenn ich mal heirate, dann möchte ich vier Kinder haben, zwei davon sollen Zwillinge sein.

Wir waren so glücklich, denn ihr beiden wart augenscheinlich kerngesund und kräftig und lebendig.

Dein Vater war bei der Geburt dabei und musste gleich beim Waschen helfen. Er sagte, als er mit euch beiden auf dem Arm zu mir kam: „Schau mal, Christine, was für herrlich süße Jungs wir haben."

Zu Hause hatte er natürlich ziemlich Stress, denn er musste das Kinderzimmer umräumen, musste ein zweites Bettchen kaufen und Anziehsachen organisieren. Mir gingen derweil die ersten Gedanken durch den Kopf, wie wir das alles hinbekommen würden mit vier Kindern, einer kleinen Wohnung und all dem zusätzlichen Stress, den alle Zwillingseltern auf der ganzen Welt ganz automatisch haben.

Tatsächlich war es so, dass ich in den nächsten Monaten jeden Morgen um halb fünf aufgestanden bin und bis spät in den Abend hinein vollauf beschäftigt war. Trotzdem habe ich mich immer gefreut, war mit Leib und Seele Mutter. All den Stress habe ich zu dieser Zeit als durchaus angenehm empfunden. Obwohl wir die Windeln noch selber gewaschen haben und ihr in jeder Nacht nach einer Mahlzeit gerufen habt. Mindestens einer. Und natürlich nicht gleichzeitig sondern treffsicher nacheinander.

Die medizinischen Untersuchungen damals lieferten keinerlei Befunde. Ihr habt euch alle ganz normal entwickelt, ihr seid richtige Musterkinder gewesen.

Alles schien in Ordnung, bis du, Markus, etwa zwei Jahre alt warst. In diesem Winter 1983, der streng war und nicht aufhören wollte, hast du einen fürchterlichen Husten bekommen. Als ich zum Hausarzt ging, sagte der: „Die Kinder sind zwar geimpft, aber das kann dennoch eine Art von Keuchhusten sein."

Dir ging es immer schlechter und schlechter, du hast dich erbrochen und fast nichts mehr gegessen, warst extrem müde. Ich sagte zu unserem Arzt – der Winter ging inzwischen zu Ende: „Ich bin der Meinung, dass da etwas nicht stimmt! Mein Kind ist überhaupt nicht gesund. Wir waren wandern im Tessin und Markus ist beinahe unterwegs eingeschlafen vor Müdigkeit, hat gehustet und gehustet. Es hört nicht mehr auf. Wir machen uns deswegen wirklich große Sorgen."

Ich drängelte dann sehr nachdrücklich, dass wir eine Überweisung ins Krankenhaus für dich brauchen. Die bekamen wir auch. Allerdings mussten wir mehrere Wochen auf einen Untersuchungstermin warten, denn das Insel-Krankenhaus in Bern war seinerzeit ständig und überall überlastet.

Als dann das Datum für die Untersuchung feststand, fuhren wir zu dritt hin, Papa, du und ich. Die Untersuchungen begannen, alles Mögliche wurde kontrolliert. Nach etwa einer Stunde verließ dein Vater kurz das Untersuchungszimmer, um sich die Hände zu waschen. Ich war mit dir allein, streichelte über deine Wangen, die blass und eingefallen waren. „Markus", sagte ich, „es wird alles wieder gut. Jetzt werden wir bald wissen, was los ist, du bekommst wirksame Medikamente, und wenn wir irgendwann wieder in die Ferien fahren, dann wirst du wieder ganz fit sein. Du wirst im Wasser plantschen und durch den Wald toben."

Dann ging die Türe auf und es kam nicht nur die Untersuchungsärztin zurück, sondern jede Menge Ärzte. Du hast gequengelt und die Medizinerin motzte mich an, dass ich doch bitte dafür sorgen solle, dass du Ruhe gibst. Das sei ja überhaupt nicht auszuhalten.

„Ist dieses Kind immer so?", fragte sie.

Papa war zu diesem Zeitpunkt noch nicht von der Toilette zurück. Aber das störte die Ärzte nicht.

„Frau Hänni", begannen sie, „Ihr Kind ist schwer krank. Wir müssen es hierbehalten."

„Mein Gott, wie lange denn?“

„Bestimmt mehrere Wochen.“

Ich war völlig verstört, wusste nicht mehr, was ich sagen sollte. Dann kam dein Vater in den Raum und sie eröffneten ihm ebenso die Nachricht. Ich glaube, dass er damals schon so eine Ahnung hatte, mich aber davor schonen wollte.

„Ihr Kind ist schwer krank!“

„Hast du wirklich etwas geahnt, Vater?“, will ich wissen.

„Irgendwie schon“, antwortet mein Vater und erzählt, wie er alles erlebt hatte:

„Was können Sie uns sagen?“, fragte ich die Ärzte, als ich in das Untersuchungszimmer kam. „Ihr Kind ist schwer krank“, sagten sie.

„Um was für eine Krankheit handelt es sich denn genau?“, wollte ich wissen.

Da müsse man weitere Untersuchungen anstellen, sagten sie und wandten sich herum. „Zum jetzigen Zeitpunkt kann man noch nichts Genaues sagen. Man muss eben noch ein paar Tage abwarten.“

Deine Mutter war total verzweifelt, hat dich an sich gedrückt, dich gestreichelt, dir ins Ohr geflüstert. Sie versuchte, dich zu beruhigen, wollte dich auf keinen Fall allein lassen.

Natürlich hatte ich eine Befürchtung. Denn die Tochter eines Arbeitskollegen hatte Mukoviszidose. Ständig habe ich mitbekommen, wie er wegen ihr nicht zur Arbeit kommen konnte, wie sie dem Sterben nahe war, wie schwer sie und die ganze Familie daran zu leiden hatten. Er hatte mir erzählt, dass unter anderem alles mit einem Husten anfing, der nicht mehr aufhören wollte, der auf keine Therapie reagierte. Und du hattest auch so einen unstillbaren, hartnäckigen, gemeinen Husten.

‚Bitte nicht unser Kind auch', dachte ich oft in der Nacht, wenn ich wach im Bett lag und sich Christine um euch kümmerte. ‚Bitte nicht unser Kind auch. Lieber Himmel, bitte nicht!' Aber sollte ich die Mediziner auf meine Befürchtung ansprechen? Jetzt, in diesem Augenblick, in Anwesenheit meiner Frau? Oder sollte ich darüber nachdenken und einen besseren Moment abwarten?

Nein, ich brauchte Gewissheit, ich brauchte Beruhigung, ich brauchte eine klare Aussage. Jetzt und hier.

„Darf ich Sie etwas fragen", fragte ich mit zitternder Stimme in die Runde.

„Wenn es nicht zu lange dauert", sagte einer der Ärzte, „draußen warten jede Menge anderer Patienten und wir müssen jetzt die Aufnahme Ihres Sohnes auf der Kinderstation organisieren."

„Haben Sie Markus auch auf Mukoviszidose untersucht?"

Plötzlich war es in dem Zimmer ganz still. Ich schaute von links nach rechts in die Runde, sah das Erstaunen in den Augen der Anwesenden. Deine Mutter schaute mich mit großem Entsetzen an. „Daniel! Was denkst du denn? Das kann doch nicht möglich sein! Großer Gott!"

Keiner der Ärzte wagte es, nein zu sagen. Sie konnten es nicht. Und für mich war ab diesem Augenblick klar, wie krank du wirklich warst. Wie schwer krank.

Allein in fremden Händen ...

„Mama", sage ich, „das muss schrecklich für dich gewesen sein!" Wie nimmt eine Mutter so eine Nachricht auf? Wie verkraftet sie es?

„Ja, es war so grausam", sagt meine Mutter. „Ich musste dich, dieses kleine, hilflose Kindchen, auf einen silbernen Tisch legen und allein zurücklassen. Allein in fremden Händen, ohne Ahnung davon, was sie jetzt mit dir machen würden."

Am 1. Mai 1985 schrieb meine Mutter dieses berührende Gedicht in ihr Tagebuch:

Die Welt versteh ich wirklich nicht.
Mein Herz sehr schmerzhaft oft zerbricht.

Heftige Gewitter, zarter Sonnenschein,
voll Kummer und Sorge, mein Herze wein.

Kräftige Tannen, farbenfrohe zarte Blumen.
Herr, hilf mir, lass mein Herze ruhen.

Stiller Abend, Sternenhimmel.
Schlafe ruhig. Wie im Himmel.

„Wie habt ihr diese ersten Wochen überlebt?", frage ich.

„Dein Vater organisierte ein billiges Klappbett", erzählt meine Mutter, „damit ich wenigstens in der Nacht bei dir bleiben konnte. Tagsüber pendelte ich zwischen unserer Wohnung und dem Krankenhaus hin und her. Ich höre noch heute dein Schreien, wenn ich dich wieder für ein paar Stunden verlassen musste. Zum Glück war da eine ganz liebe Pflegerin, die sich um dich gekümmert hat, wenn ich so schnell ich konnte das Krankenhaus verlassen habe, weil ich dein Weinen nicht hören, nicht ertragen konnte. Es war so fürchterlich!"

Tagebuch, 5. Mai 1985

Markus atmet ganz schwer. Sein Oberkörper bewegt sich schnell und unregelmäßig. Er schnappt nach Luft und presst diese mühevoll wieder hinaus. Ich kann das fast nicht mit ansehen. Mein Markus. Mein kleiner, lieber und sonst so fröhlicher Markus liegt fast leblos da, ist nur mit Atmen beschäftigt. Ich lege meinen Kopf auf das Gitterbett.

„Wie hast du das ausgehalten, Mama?", frage ich und lasse sie einfach nur erzählen. Ich staune über den Bericht meiner Eltern von damals und lasse die Vergangenheit wie einen Film innerlich vor mir abspielen:

Nach einer Woche war ich völlig am Ende, erinnert sich meine Mutter, *denn dein Zwillingsbruder zu Hause war auch total aufgelöst. Er hat dich natürlich vermisst, er spürte instinktiv, dass etwas nicht stimmte. Dass es ein Problem mit dir gab.*

„Das Beste wäre, sie könnten beide im Krankenhaus sein, dann wären sie zusammen und ich müsste nicht so häufig hin und her", sagte ich zu deinem Vater.

„Es sind eineiige Zwillinge", antwortete er. Er schien sich große Sorgen zu machen.

„Ja sicher, was meinst du damit? Es ist nie leicht, eineiige Zwillinge zu trennen."

„Wir müssen Thomas auch untersuchen lassen", sagte Vater, „die Wahrscheinlichkeit, dass auch er die Krankheit hat, ist sehr wahrscheinlich. Mich wundert es, dass die Ärzte noch nicht selber darauf gekommen sind."

„Oh je, wir müssen es ihnen sagen, vielleicht haben sie gar nicht registriert, dass Markus einen Zwillingsbruder hat. Was machen wir denn jetzt?"

„Ich rede mit ihnen. Gleich morgen", versprach Daniel.

Im Krankenhaus sagten sie zunächst: „Nein, das geht nicht! Der gesunde Zwilling kann nicht auch im Krankenhaus sein. Schließlich hat er keinerlei Diagnose!" Aber wir haben nicht lockergelassen und gebettelt und gedrängelt – und schließlich die Einwilligung bekommen. Und prompt ging es dir von diesem Tag an, an dem dein Bruder an deiner Seite war, besser. Selbst das Pflegepersonal erkannte, dass das für dich das Beste war, dass du auflebst.

Ich selber fühlte mich in diesen Tagen nicht mehr auf der Erde, sondern irgendwo dazwischen. Meine Kinder und mein Mann waren mein Ein und Alles. Der Rest der Welt entfernte sich von mir. Ich hielt mich den ganzen Tag bei euch in diesem Zimmer auf, habe Geschichten erzählt, war für euch da, aber in meinem Kopf herrschte Chaos und Ohnmacht gleichermaßen.

Was, wenn ich, wenn wir das alles nicht schaffen würden? Wenn unsere Familie daran zerbricht?

Eine Ärztin kam ins Zimmer und sagte: „Sie wissen schon, dass dies eine Krankheit ist, die nicht heilbar ist und in der Regel einen unberechenbaren, tödlichen Verlauf nimmt?"

Dein Vater drängte die Ärzte, auch Thomas und die beiden älteren Geschwister zu untersuchen. „Wir wollen keine Zeit verlieren", sagte er. „Die Zwillinge sind eineiig. Sie müssten eigentlich wissen, was das zu bedeuten hat."

„Wir machen das", sagte der Stationsarzt, „kommen Sie alle nächsten Dienstag vorbei, dann wird das abgeklärt."

Gut eine Woche später hielt uns ein Assistenzarzt auf dem Flur des Krankenhauses an. Auf dem Flur!

„Ah, Familie Hänni", sagte er, „kennen Sie schon das Untersuchungsergebnis?"

„Nein", antworteten wir und augenblicklich erhöhte sich unser Puls.

„Es gibt eine gute und zwei schlechte Nachrichten", sagte er zwischen Tür und Angel, einen vollen Aschenbecher mit sich tragend.

„Reden Sie nicht lange herum", schimpfte dein Vater, „sagen Sie klipp und klar, was los ist."

„Ihre älteste Tochter ist gesund, aber der ältere Bruder Matthias und der Zwillingsbruder Thomas haben auch die Krankheit. Es tut mir leid. Klären Sie alles weitere mit der Stationsleitung ab. Es tut mir leid."

Also drei Kinder mit Mukoviszidose! Drei dem Tode geweihte Kinder! „Wir lassen nicht zu, dass auch nur eines von ihnen stirbt", sagte ich zu deinem Vater.

„Christine", antwortete er, „wir müssen stark sein. Wir müssen um die Jungs kämpfen."

Dann zogen wir zwei uns in ein Zimmer zurück, umarmten uns lange – und ahnten nicht, wie sehr unser Leben von diesem Augenblick beeinflusst werden würde. Ein Glück, dass wir es nicht ahnten!

„Gott hat uns diese Kinder geschenkt ..."

Als Nächstes versuchten meine Eltern, alles herauszufinden, wie sie mich und meine Brüder behandeln könnten. Was hilft bei Mukoviszidose?

Mein Vater kannte, wie bereits gesagt, einen Kollegen im Büro, dessen Tochter erkrankt war und der zum Vorstand der Schweizer Gesellschaft für Mukoviszidose-Betroffene gehörte. Neben ihm sitzend hatte er sehr oft und unfreiwillig am Telefon mitbekommen, wie er mit den Behörden verhandelte und immer wieder zu Beerdigungen eingeladen wurde, weil wieder ein Kind gestorben war. Dadurch hatte Vater das schreckliche Bild im Kopf, dass Patienten mit dieser Diagnose das Erwachsenenalter nie erreichen können.

Einer der Oberärzte organisierte eine Sozialarbeiterin, weil meine Eltern nun nicht nur mit mir ein konsequentes Therapieprogramm durchführen mussten, sondern auch mit meinen Brüdern. Denn obwohl sich die Symptome noch nicht so deutlich zeigten, waren sie ja trotzdem krank.

Diese Sozialarbeiterin versuchte, Vaters Sorgen etwas zu mildern, indem sie ihm sagte: „Ihr Kollege hat ein komplett falsches Bild von der Erkrankung! Heute ist das alles ganz anders. Es gibt ganz moderne und wirksame Möglichkeiten, den Verlauf der Krankheit positiv zu beeinflussen. Wenn alles gut läuft, werden Ihre Kinder sogar 20 oder 25 Jahre alt, vielleicht auch 30!" Andererseits hatte mein Vater die Realität hautnah und mit all ihrer tödlichen Dramatik miterlebt und weiterhin große Zweifel an diesem Optimismus.

Mutter dagegen klammerte sich an die Aussagen dieser Frau. Sie schöpfte Hoffnung und fragte sich vielmehr, warum gerade mein Vater und sie eine so große Lebensaufgabe bekommen hatten. Wären sie in der Lage, so etwas zu organisieren?

Eines Abends sagte sie zu meinem Vater: „Der liebe Gott hat uns diese Kinder geschenkt, so wie sie sind. Sie sind kein Besitz, sondern sie sind eine Leihgabe, und wir haben die Aufgabe, das Bestmögliche für sie zu tun."

Dann erzählt Vater mir noch mehr Einzelheiten und wie sehr meine Mutter mich lieb hat:

Du musstest ab der zweiten Woche im Krankenhaus in deinem Bett fast aufrecht sitzen", erinnerte er sich, „*damit der Schleim nicht die Lunge verstopft und du erstickst. Eine Salzlösung, die rings um dein Bett vernebelt wurde, sollte die Lungen frei machen. In vielen Stunden hast du dich derart quälen müssen, hast nach Luft gerungen, dass wir nicht selten dachten, du würdest ersticken. Du hast nicht mehr gelacht, du hast nicht mehr geschaut, du hast nicht mehr spielen können.*

Bis heute habe ich das Bild noch genau vor Augen, wie die Tränen deiner Mutter angesichts dieser Qualen auf die Matratze getropft sind und dort eine faustgroße, salzige, nasse Fläche bildete.

„Wir sind nicht allein!"

„Ja", sagt Mutter und schaut Vater an.

Ich erinnere mich an diesen Tag:

Plötzlich kam jemand die Türe herein, ganz leise und behutsam, kam zu mir und legte mir die Hand auf die Schulter: mein Vater. Dein Opa, Markus!

Kurz davor habe ich dir meine Hände auf den Oberkörper gelegt und gedacht: ‚Ach, lieber Gott, nimm dieses

Kind heim zu dir, ich kann nicht mehr ansehen, wie es leiden muss, es ist so schrecklich. Oder lass es bei mir, aber hilf ihm, bitte. Und ich gebe dir das Versprechen, dass ich die beste Mutter sein will, die man sich vorstellen kann.'

Der Arm meines Vaters, die Berührung, war in diesem Augenblick so wichtig für mich. Denn es gab mir das Gefühl: Meine Familie und ich – wir sind nicht allein! Opa, dein Vater und ich – wir haben zusammen geweint. Opa nahm deine Hände, drückte sie innig und flüsterte dir etwas ins Ohr. Erst Jahre später habe ich ihn gefragt, was er dir damals gesagt hat. Er sagte: „Ich habe Gott darum gebeten, etwas für dieses Kind zu tun, seine Kraft strömen zu lassen. Es zu sich zu holen oder ihm zu helfen." Er bat Gott um das gleiche wie ich.

Mein Vater war damals eine der wenigen Personen aus unserer Verwandtschaft und von unseren Freunden, die dich im Krankenhaus besuchten, Markus. Ich möchte deswegen niemandem Vorwürfe machen, die ganze Sache war für alle überfordernd genug. Aber so war es.

Am 23. Mai 1983 schrieb meine Mutter Folgendes in ihr Tagebuch, damals im Insel-Krankenhaus Bern:

Müde sitze ich auf dem Klappbett, das mir Daniel von zu Hause gebracht hat. Im Zimmer ist es mucksmäuschenstill.

In der Ecke vor dem Fernseher steht ein kleiner Tisch, darauf sind viele Spielsachen. Auf dem Nachtisch stehen zwei Gläser, darin Gänseblümchen. An der Uhr tickt der rote Sekundenzeiger. In einer halben Minute ist es 0.40 Uhr. Ein Hubschrauber fliegt draußen vorbei. Langsam stehe ich auf. In den Gitterbettchen schlafen zwei blonde Bübchen, jedes zweieinhalb Jahre alt. Meine Zwillinge. Thomas ist nun seit einer Woche hier im Insel-Krankenhaus. Er hat dieselbe Krankheit wie sein Brüderchen. Ich gehe ganz nahe an das Bettchen von Markus. Er ist schon seit zwei Wochen hier. Ich kann das alles immer noch nicht glauben. Meine Tränen tropfen auf sein Bettchen, in meinem Kopf hämmert es: eine unheilbare Krankheit! Beide Buben sind so fröhliche, liebe Spielkinder. Ich hoffe, dass beide das noch lange, lange bleiben dürfen.

Nun kommt eine Pflegerin, misst den Puls und geht wieder. Ich mag nicht sprechen.

„Wie geht es weiter?“

Auch für Vater war diese Zeit seit schwer. Denn meine Mutter verbrachte viel Zeit im Krankenhaus mit uns, während er allein zu Hause war und sich um meine älteren Geschwister kümmerte.

„Ich war in dieser Zeit auch sehr allein“, erinnert sich Vater. *Weil deine Mutter die Nacht über im Krankenhaus geblieben ist. Wenn die beiden Großen dann endlich im Bett waren, wenn ich mich völlig erschöpft auf das Sofa fallen ließ, dachte ich nächtelang darüber nach, wie es weitergehen würde.*

Eines Abends rief ich einen Jugendfreund an, der inzwischen Arzt war, weil ich mir dachte, dass er mich verstehen könnte. Ich brauchte jemanden außerhalb des Krankenhauses, mit dem ich mich über dich und deine Brüder und eure Krankheit unterhalten konnte. Ich erzählte ihm am Telefon die ganze Geschichte, hoffte auf Verständnis, aber er sagte nur: „Daniel, mach dir keine große Hoffnung, diese Kinder werden das 15. Lebensjahr kaum erreichen. Schenke ihnen ein paar nette Jahre, aber arbeite dich mit deiner Frau daran nicht auf.“

Das durfte doch nicht wahr sein! Wo waren alle unsere Freunde, die man gerade in einer solchen Situation so dringend braucht? In mir stieg augenblicklich eine Wut auf, ich legte den Hörer auf und fühlte mich furchtbar einsam. Wen hatten wir noch, der uns aufbauen und seelisch unterstützen konnte? Wen kannten wir noch, der nicht eine Schutzmauer um sich baute und von Schleim und Husten und Tod und unseren großen Problemen nichts wissen wollte?

Hinzu kam, dass ich zu dieser Zeit auf der Arbeit Druck bekam, weil ich jetzt natürlich häufig zu Hause, bei meiner Familie, bei den Kindern sein musste. Überall häufte sich die Arbeit an: die Akten im Büro und die Wäscheberge daheim. Aber nicht nur die Wäscheberge, auch jede Menge Termine und Berge von Problemen.

Meine Mutter erkundigte sich schließlich, ob sie nicht eine Therapeutin für uns Kinder bekommt. Denn die Therapie am Vormittag für uns drei Jungs dauerte jeden Tag über drei Stunden. Dazu kam die Abendschicht. Als sie schließlich eine Frau in der Nachbargemeinde gefunden hatte, kam diese sofort ins Krankenhaus und informierte sich. „Ich komme und helfe Ihnen, wenn Sie zu Hause sind", sagte sie.

Meine Eltern waren mit der Krankheit, mit dem Haushalt für sechs Personen und der Arbeit völlig überfordert.

„Da war ein 24-Stunden-Tag oft viel zu kurz", erzählt Vater: *Wenn du zum Beispiel gehustet hast, musstest du dich häufig auch übergeben, wir mussten also die Bettwäsche wechseln und gleichzeitig darauf achten, dass du die dadurch verloren gegangenen Kalorien wieder durch eine kalorienreiche Mahlzeit aufholst.*

Nach drei Wochen bist du und dein Bruder aus der Kinderklinik entlassen worden.

Uns war natürlich nicht klar, was jetzt alles auf uns zukommen würde. Manchmal ist es besser, wenn man nicht in die Zukunft schauen kann.

Die Tochter meines Arbeitskollegen starb mit 24 Jahren. Als der Kollege erfuhr, dass es in unserer Familie drei Fälle gab, meinte er nur: „Ich kann natürlich nicht beurteilen, wie man das alles mit drei Kindern schaffen kann." Sein eigenes Kind war zuletzt für relativ kurze Zeit an den Rollstuhl gefesselt, da es ihr sehr schlecht ging, sie schwach war und sie regelmäßig mit Sauerstoff versorgt werden musste.

Das war das Bild, das ich von Mukoviszidose hatte. Hinzu kamen aufmerksame Beobachtungen im Krankenhaus. Von anderen Fällen, die ähnlich traurig verlaufen sind. Da dachte ich natürlich darüber nach, wie wir das hinbekommen konnten. Was kam da auf uns zu? Zumal wir ja kein Haus hatten, das behindertengerecht und für Rollstuhlfahrer geeignet war.

In den ersten Jahren war auch meine Mutter total am Anschlag. Sie hat sich wirklich aufgearbeitet, hatte relativ wenig soziale Kontakte außerhalb der Familie. Und wenn sie sich dann mal mit jemandem austauschte, hatte sie oft den Eindruck, dass die Leute sie nicht nur nicht verstehen konnten, sondern auch nicht verstehen wollten.

Tagebucheintrag meiner Mutter, 1. Juli 1983:

Viele Menschen meinen es gut mit Worten, doch der Alltag ist sehr schwer und voller Probleme. Daniel und ich haben plötzlich eine zu große Aufgabe erhalten. Wir brauchen mehr Kraft als vorhanden ist, um unseren Kindern beizustehen, mit ihnen fröhlich zu sein und miteinander ein Familienleben zu verbringen. Manchmal brauche ich einfach eine kleine Pause, um nachdenken zu können.

„In den ersten Jahren traf ich mich ab und zu mit einer einzigen Freundin", erzählt meine Mutter:

Die hatte auch drei Kinder, das älteste so alt wie du, Markus. Sie redete mir ins Gewissen: „Christine, du bist eine starke, bewundernswerte Frau. Du leistest Dinge, die niemand sonst zu leisten imstande ist. Aber es kommt ganz sicher der Moment, an dem du erkennst, dass es nicht mehr geht, dass du keine Kraft mehr hast. Der Moment der völligen Erschöpfung. Wenn das der Fall ist, dann rufst du mich sofort an."

Dieses Angebot habe ich zweimal in Anspruch genommen. Sie ist dann tatsächlich sofort gekommen und hat mir Kaffee gekocht. Wir haben zusammen ein Stück Kuchen gegessen und miteinander geredet. Das hat mir sehr geholfen, weil sie mich mit meinen Ängsten und Sor-

gen verstanden hat. Sie erkannte, was ich mit drei Jungs und drei Therapieprogrammen zu leisten habe.

Außerdem seid ihr kleine Jungs gewesen, die es nicht besonders lustig fanden, wenn man sie ständig beim Spielen unterbricht und über eine Stunde ans Bett und an die Atemgeräte fesselt. Wenn die Therapeutin an der Tür klingelte, musste die erste Inhalation abgeschlossen sein, damit sie mit der Physiotherapie beginnen konnte, denn sie hatte strenge Zeitvorgaben, die es einzuhalten galt.

Der Zusammenbruch: „Es war an einem Mittwoch ..."

Das Organisieren der Therapeutinnen zweimal am Tag, sieben Tage die Woche, wurde unter anderem durch Urlaubs- und sonstige Ausfallzeiten sehr aufwendig. Irgendwann erkannten meine Eltern, dass die Arbeit mit dem fremden Personal auf Dauer anstrengender und nervenaufreibender ist, als wenn sie es selbst machen.

Die beste Hilfe war die einer Mutter aus dem Nachbardorf, die selbst ein Kind hatte, das an Mukoviszidose erkrankt, aber bereits gestorben war. Sie wusste, was zu tun war, hatte aber leider kein Diplom und somit keinen Anspruch auf Bezahlung durch die Invaliden- oder Krankenversicherung.

Also haben meine Eltern alles aus der eigenen Tasche bezahlt. Selbst ein befreundeter Richter konnte ihnen nicht dabei helfen, die bürokratischen Hürden zu überwinden. Wie ärgerlich! Wie ungerecht!

„Wenn ihr Jungs erkältet wart“, erinnert sich Mutter, „dann gab es unzählige Nächte, in denen ich jede Stunde aufgestanden bin. Hinzu kam das normale Programm von 5.30 Uhr bis um 22 Uhr. Ich war total am Anschlag.“

Dann kam der Zusammenbruch.

Aus Liebe zu ihrer Familie fiel meine Mutter in ein tiefes Loch.

„Es war an einem Mittwoch“, begann Mutter zu erzählen:

Plötzlich spürte ich, dass ich mich dringend hinlegen musste. Ansonsten wäre ich in die Knie gegangen. Also legte ich mich auf das Bett und hatte unbändigen Schüttelfrost. Dass Vater nach Hause kam, nahm ich gar nicht genau wahr. Er alarmierte sofort unseren Hausarzt, der auch bald darauf kam. Es ging nichts mehr. Ich war absolut fertig, zu nichts mehr in der Lage, ein seelisches und körperliches Wrack. Was ich mir nie hätte vorstellen können, auch nicht in den schlimmsten Träumen, trat nun ein: Ich musste euch, ich musste meine Familie verlassen.

Eigentlich sollte ich drei Wochen im Sanatorium bleiben, aber dir ging es wieder schlechter, Markus, und ich wollte unbedingt heim zu dir. Also kam ich wieder nach Hause.

Damals bot uns die Kinderklinik in Bern an, euch drei Jungs ins Krankenhaus aufzunehmen, auch wenn das medizinisch nicht unbedingt notwendig war.

Dafür war ich sehr dankbar. Denn es gab sonst überhaupt niemanden, der sich bereit erklärte, uns einmal für ein paar Stunden die Kinder abzunehmen. Alle hatten Angst, dass gerade dann etwas passieren würde: dass sie Tabletten vergessen könnten, dass sie der Situation nicht gewachsen wären.

„Was ist, wenn eines erstickt?", sagten sie. Oder: „Ich kann diese Verantwortung nicht übernehmen."

Kurzum, wir waren 365 Tage im Jahr 24 Stunden im Einsatz. Einmal sagte ich einer der Sozialarbeiterinnen: „Ich kann nicht mehr."

Daraufhin antwortete diese: „Ach, Frau Hänni, dann lassen Sie doch mal die eine oder andere Therapie weg."

Genau das aber kam für mich nicht in Frage, denn die Behandlung der Krankheit hatte für uns immer oberster Priorität im Tagesablauf. Wahrscheinlich dachte sich die Sozialarbeiterin insgeheim: ‚Es ist doch vollkommen egal, ob die Kinder in drei oder in fünf oder in acht Jahren sterben, darauf kommt es jetzt wirklich auch nicht mehr an.'

Ich weiß nicht, wie ich reagiert hätte, wenn eine meiner Bekannten in meiner Situation gewesen wäre. Aber ich kann mir nicht vorstellen, dass ich nicht mal zu dieser Familie hingegangen wäre und angeboten hätte, die Kinder für ein paar Stunden zu nehmen und dass ich das gern mache. Weil ich wollte, dass die Mutter den Kopf freibekommt, indem sie einfach allein durch die Straßen geht, durch Geschäfte bummelt, ein Museum besucht … Wie sehr habe ich mir so ein Angebot gewünscht!

Es gab auch Freunde, die meinen Eltern Hilfe anboten, wenn auch auf andere Art. Ehe wir Zwillinge vier Jahre alt waren, fuhren wir als Familie hinauf nach Valbella ins Ferienhaus, das uns Freunde zur Verfügung stellten. Vater erzählt davon:

Das tat Mutter unglaublich gut, obwohl wir den ganzen Tag ein dichtes Programm hatten, um die Therapien allein auf die Reihe zu bekommen. An manchen Tagen hatten wir großen Stress, ein Mittagessen zuzubereiten. Denn Kinder mit Mukoviszidose müssen eine erhöhte Anzahl an Kalorien über den Tag verteilt zu sich nehmen. Das bedeutete Frühstück, zweites Frühstück, Mittagessen, eine Nachmittagsmahlzeit, Abendessen und eine Spätmahlzeit. Die Spätmahlzeit war meistens eine Mischung aus Malz und Zucker und Bananen.

Meine Mutter nickt und erklärt: *Ja, wenn einer von*

euch Jungs mal keinen Appetit hatte, wussten wir sofort, dass sich die nächste Krise anbahnte". Für diesen Fall hatten wir immer einen Vorrat an zweierlei Antibiotika dabei. Wenn diese nicht richtig anschlugen, musste das betroffene Kind im Krankenhaus zu einer Kur angemeldet werden. Diese Tage waren für mich besonders schlimm: wenn ich die Koffer packte und den Kindern sagen musste, dass es bestimmt nicht lange dauern würde. Tage, an denen ich nach außen stark sein musste, innerlich aber ganz elend beieinander war.

Für Mutter war es auch schwer, uns Kinder ins Krankenhaus zu bringen, weil wir nicht immer gut behandelt wurden, erklärt sie mir: *„Eines Tages, als du wieder mal im Krankenhaus warst, kam ich unangemeldet zu Besuch. Ich sah dich nicht, hörte dich aber weinen. Ich ortete den Ton im Badezimmer, ging sofort hin – aber die Türe war verschlossen. Ich drehte den Schlüssel um, öffnete und sah dich allein in diesem dunklen Raum. Das durfte nun wirklich nicht wahr sein."*

In ihrer Wut schnappte meine Mutter sich die nächste Pflegefachfrau und sagte zu ihr, dass dieses Verhalten gegenüber ihrem Kind eine Unverschämtheit sei.

„Soll ich Ihnen was sagen: Ich arbeite 365 Tage im Jahr ununterbrochen und tue alles, um diesem Kind so viel Liebe und Geborgenheit wie nur möglich zu vermitteln.

Da kann es doch nicht sein, dass es hier im Krankenhaus derart unwürdig behandelt wird! Das lasse ich mir nicht bieten!"

Als meine Mutter meinen älteren Bruder Matthias einmal von der Krankenhaustherapie abholte, weinte er stark und ließ sich kaum beruhigen. Als Mutter ihn fragte, was denn los sei, sagte er, dass er den Leuten gesagt habe, dass er sich schon darauf freue, wenn er bei den Erwachsenen im Erwachsenen-Krankenhaus die Therapie machen könne. Doch die Therapeutin antwortete ihm kühl: „Was denkst du dir dabei? Das wird nie passieren. Du wirst sowieso vorher sterben."

Meine Mutter drehte augenblicklich um, um diese Person zur Rede zu stellen.

„Was haben Sie zu meinem Kind gesagt?"

„Ich habe jetzt keine Zeit, Frau Hänni, vereinbaren Sie mit meinem Büro einen Termin."

„Ich werde keinen Termin vereinbaren", rief sie laut, „das hier ist ein Notfall. Was haben Sie zu meinem Kind gesagt?"

„Was soll ich denn gesagt haben?"

„Dass mein Kind sterben würde."

„Aber ich habe damit doch nicht unrecht. Das ist einfach so. Das müssen Sie akzeptieren."

„Wissen Sie eigentlich, dass Sie mit solchen Aussagen meinem Kind jegliche Hoffnung nehmen? Das geht doch

nicht. Warum machen Sie dann eigentlich die Therapie mit ihm?"

Wortlos drehte sich die Therapeutin um und ließ Mutter einfach stehen.

Solche Fälle gab es immer wieder.

„Manchmal", sagt meine Mutter leise, „da wusste ich nicht, ob ich vor Zorn oder vor Traurigkeit in mein Kissen weinen sollte."

Eine Sozialarbeiterin bat meine Mutter einmal, dass sie doch bitte mit geschlossenen Ohren und Augen durch die Klinik laufen solle, das würde ihr viel Ärger ersparen.

Diesen Gefallen tat sie ihnen nicht.

Dieses Verhalten hätte sie gebrochen.

Das hätte den Tod ihrer Kinder bedeutet.

„Die Folge wäre gewesen", sagt Mutter, „dass wir heute nicht hier zusammen sitzen würden, Markus."

Am 25. Oktober 1983 schrieb meine Mutter in ihr Tagebuch:

Warum wir ein Eigenheim möchten. Dies sollte eigentlich jedem Menschen, der sich in unsere Lage versetzen kann, einleuchten. Unsere Familie braucht ein richtiges Heim.

In meinem Herzen ist eine große Wunde, die täglich blutet, meine Augen weinen viel.

Ich bin sehr froh, dass mir mein Arzt die Möglichkeit gab, zu Hause zu bleiben, und dass ich so versuchen darf, mich langsam wieder zurechtzufinden. Durch Gespräche, durch menschliche Nähe, Hilfe und Liebe konnte ich nur sehr langsam wieder ein wenig zu mir zurückfinden. In stillen Minuten setze ich für den nächsten Frühling Stiefmütterchen und vergrabe Krokus- und Tulpenzwiebeln.

Leben mit dem Tod

Zu all dem Druck kam das Leben mit dem „Tod", die ständigen „Warnungen" der Ärzte, dass wir Kinder bald sterben würden. Mindestens dreimal im Jahr sagten Ärzte zu meiner Mutter: „Wir müssen die nächsten drei oder vier Tage abwarten. Wenn Ihr Sohn die überlebt, dann könnte wieder alles einigermaßen normal werden."

Drei bis vier Tage zwischen Hoffen und Bangen, immer und immer wieder. Heute erinnert sich meine Mutter: „Die Möglichkeit, dass du sterben könntest, Markus, die verdrängte ich. So gut es eben ging."

Das gelang ihr immerhin so gut, dass sie nie die Hoffnung verlor.

„Dein Vater regte sich immer wahnsinnig auf", er-

zählt Mutter: *Weil wir dich nicht direkt ins Krankenhaus bringen durften, sondern eine Überweisung vom Hausarzt brauchten. Allerdings hatte dieser Hausarzt von Mukoviszidose relativ wenig Ahnung und las die Berichte des letzten Klinikaufenthalts immer erst dann, wenn wir wieder anriefen, dass es dir nicht gut geht. Eine Vertretung in der Praxis hat uns einmal einfach einen Hustensaft verschrieben, was ich natürlich entsetzt zurückwies. Denn Hustensaft wäre für dich das reinste Gift gewesen.*

Irgendwann versuchten wir es direkt über die Notaufnahme, was auch gerechtfertigt war. Schließlich handelte es sich tatsächlich um Notfälle, um lebensbedrohliche Situationen. Dafür bekamen wir aber vom Krankenhauspersonal einen gehörigen Rüffel. Wir sollten, bitte sehr, in Zukunft den Dienstweg einhalten, so wie alle anderen auch. Als hätten Eltern mit kranken Kindern nicht genug Sorgen! Manchmal mussten wir bis zu fünf Stunden auf die Untersuchung warten. Dann war wieder die Krankenakte nicht da, musste gesucht und gelesen werden. Schweizer Krankenhäuser Mitte der 80er Jahre waren alles andere als serviceorientierte Dienstleistungszentren. Und viele Leute, die dort arbeiteten, dachten, dass ihre weißen Kittel eine Art Heldenuniform sei.

Tagebuch meiner Mutter, Juli 1986:

Immer wieder erlebe ich diesen schrecklichen Moment im Wohnzimmer. Markus liegt auf dem Polsterstuhl, plötzlich jammert er laut, beginnt zu schreien, verkrampft sich und legt den Kopf ganz nach hinten. Seine große Schwester holt schnell ein Kopfkissen, bleibt bei ihm. Ich rufe den Arzt an. Die Minuten vergehen, es ist kaum zum Aushalten. Markus ist blass, hat Fieber, spricht kaum.

Endlich kommt Daniel nach Hause und ich informiere ihn schnell, was geschehen ist. Dann kommt der Arzt. Nach wiederholten Untersuchungen überweist er Markus in die Notaufnahme des Insel-Kinderkrankenhauses. Ich hoffe während der ganzen Fahrt, dass Markus keinen zweiten solchen Krampf bekommt.

In der Notaufnahme kommt sofort der zuständige Arzt und betreut uns sehr gut.

Nach vielen Untersuchungen wird Markus an eine Infusion angeschlossen, um halb zwölf in der Nacht dürfen wir ihn in den neunten Stock begleiten. Eine Hirnhautentzündung! Ich konnte es kaum glauben. Ich war so müde und vollgeladen mit Problemen, dass diese schwarze Wolke über mir hängen blieb.

Während der nächsten Tage war ich froh, wenn mich niemand fragte, wo Markus denn sei. Schweren Herzens versuchte ich, dem so tapferen Büblein täglich Wärme und ein Beieinandersein zu geben. Heute kommt mir dieses Geschehnis wie ein großer, vorbeiziehender Schatten vor, wie ein Schatten, der alle Sonnenstrahlen verschwinden ließ.

Trotz der riesigen Spannung während der ersten Tage im Krankenhaus und der unendlichen Traurigkeit (zu Hause flossen meine Tränen in Strömen, wenn ich ganz alleine in meinem Zimmer war), fühlte ich, nicht alles allein tragen zu müssen.

Irgendwann konnte Mutter den Satz: „Frau Hänni, bitte setzen Sie sich und erzählen Sie mal, was ist jetzt genau mit Ihrem Sohn los?" nicht mehr hören. Deshalb sagte sie: „Das habe ich schon so oft erzählt. Ich kann nicht mehr. Lesen Sie die Krankengeschichte bitte selbst nach."

Meine Eltern entwickelten sich langsam zu medizinischen Experten. Oft konnten sie das Röntgenbild der Lunge besser deuten als die Ärzte. Sie wussten genau, was welche Schatten zu bedeuten hatten, und wiesen die Ärzte darauf hin.

Vater stand damals noch voll im Beruf als Betriebswirtschaftler. Eigentlich war er dafür bestimmt, Karriere in seiner Firma zu machen. Aber die Arbeit daheim war einfach zu viel. Schweren Herzens und nach vielen Besprechungen reduzierte er seine berufliche

Arbeitszeit. Im Nachhinein gesehen, rettete diese Maßnahme unsere Familie.

„*Ich stand zwischen Stuhl und Bank*", erinnert sich Vater:

Ich war hin und her gerissen. Die Arbeit in der Firma konnte ich nicht zu hundert Prozent gut erledigen und zu Hause schaffte ich auch nicht all das, was ich hätte schaffen müssen.

Immer dann, wenn ich auf Dienstreise ins Ausland musste, tat mir deine Mutter besonders leid, weil ich wusste, dass für sie eine harte Zeit anbrach. Ich dagegen war irgendwo auf der Welt unterwegs, weit weg von zu Hause, lernte neben der Arbeit fremde Länder und fremde Kulturen kennen, konnte mich mit Arbeitskollegen austauschen.

Aber ich fühlte mich nicht gut dabei.

Eine meiner Dienstreisen führte mich nach Miami. Es ging um ein internationales Fernmeldeprojekt. Weißt du, Markus, während der Konferenz rief mich deine Schwester in Tränen aufgelöst und völlig verzweifelt an. Sie sagte, dass ich sofort nach Hause kommen müsse. Weil nichts mehr funktioniere. Sofort gab ich meinem Vorgesetzten Bescheid, setzte mich ins nächste Flugzeug, flog zurück in die Schweiz, zurück zu meiner Frau und meinen Kindern.

Ich wollte bei meiner Familie sein.

Ich musste.

Im Herbst 1986 notierte meine Mutter in ihrem Tagebuch folgende Gedanken:

Vor drei Jahren lernte ich mit meinen Zwillingen im Insel-Krankenhaus die Klopftherapie. Eine sehr anstrengende Therapie: Zehn Minuten inhalieren, dann eine halbe Stunde mit beiden Händen gleichmäßig und ganz locker den Oberkörper abklopfen und fibrieren. Dazu erzählte ich meinen Buben Geschichtlein oder wir sangen Lieder. Da vor allem die Zwillinge noch sehr klein waren, zu klein, um den Sinn einzusehen, eine halbe Stunde auf einem Schrägkissen still zu liegen, dauerte die Therapiezeit oft länger und war mit Schwierigkeiten verbunden. Um mitreden zu können und um zu verstehen, was es bedeutet, muss man ein Jahr lang täglich sechs solche Therapien erlebt haben! Die Therapiezeiten bestimmten den Tagesablauf. Um mit den Kindern zu arbeiten, braucht man viel Geduld, viel Nerven, viel mehr Zeit und vor allem auch Liebe. Meine Hoffnung setze ich nun in die neue Maskentherapie, also ohne Klopfen. Die Maske verdeckt den Mund und die Nase und muss mit beiden Händen auf das Gesicht gedrückt werden, wobei die Ellbogen auf den Tisch aufgestützt sind und der Oberkörper ganz leicht nach vorne gebeugt ist. Nach 15 regelmäßigen Atemzügen darf die Maske weggenommen werden. Dann muss das Kind versuchen, den Schleim aus der Lunge zu husten.

Die Maskenarbeit dauert 30 Minuten und verlangt von den Kindern viel Disziplin. Von mir verlangt sie große Geduld und sehr viel psychologisches Verständnis.

Immer wenn wir aus dem Krankenhaus nach Hause kamen, warf meine Mutter sich mir um den Hals. Sie umarmte und knuddelte mich. Die Freude war auf allen Seiten richtig groß.

Damals wusste ich nicht, dass in Mutters Kopf gleich wieder eine Frage hämmerte: „Wann muss ich sie das nächste Mal abgeben?".

Das war sehr zermürbend. Doch wir haben gespielt, gebastelt, gelernt, gelacht, geweint, bis das nächste Mal tatsächlich wieder kam. Unweigerlich brach jener Tag an. Der Traum von langen, gesunden Pausen blieb ein schöner Traum.

Trotz allem sagt meine Mutter heute: *„Das habe ich alles sehr gern gemacht. Aber manchmal merkt man nicht, dass man einen Raubbau am Körper betreibt, vor allem dann nicht, wenn man aus Liebe arbeitet.*

Aus Liebe vergisst man, sich selbst zu lieben."

„Die nächste Krise könnte ein Kind nicht überleben – dieser Satz stand immer unausgesprochen im Raum", sagt Vater.

Mit der Zeit entwickelten wir einen Blick dafür, ab wann es wieder aufwärtsging. Bei dir, Markus, war es meistens in der zweiten Woche, wenn du wieder angefangen hast zu essen und ein bisschen Farbe in dein Gesicht zurückgekehrt ist. Deine Mutter sagte immer dann, wenn sie dich wieder zu uns nach Hause nehmen durfte, dass sie dich wieder mal neu geschenkt bekommen hat.

Du hast in deinem Leben somit schon einige Geburten hinter dir. Und du wirst, da bin ich mir sicher, gewiss noch die eine oder andere erleben.

Mutterliebe

Aber wie viele Geburten schafft eine Mutter?

Meine Mama haben diese Aufs und Abs nicht selten an ihre Grenzen gebracht. Vater spürte, dass der Zeitpunkt kommen würde, an dem sie professionelle therapeutische Unterstützung brauchte.

Eines Abends saß er bei einem Elternabend neben Professor Adler, einem Arzt, den Schulmediziner, für die nur Tabletten und Röntgenaufnahmen und Lungenfunktionen zählen, gern als „Seelenklempner" bezeichnen.

„Ich kannte ihn bereits aus der Zeitung", sagt Vater:

Schon lange hatte ich mir erhofft, ihm eines Tages zu begegnen. Jetzt führte uns der Zufall zusammen und ich erzählte ihm vom Schicksal unserer drei Söhne und von der Belastung der Familie. Er sagte sofort, dass sich deine Mutter bei ihm persönlich melden könne, wenn sie das Gefühl habe, es allein nicht mehr zu schaffen.

Das hat sie auch sehr bald gemacht.

Damals, vor 25 Jahren.

Der Kontakt zu Professor Adler hält nach wie vor an.

Als Mutter ihn anrief, sagte Professor Adler: „*Kommen Sie!*" Das war der Beginn einer wundervollen Begleitung, die meine Familie dringend brauchte. Mit ihm konnte Mutter über alles sprechen. Und wenn sie die Betonung auf „alles" legt, dann meint sie das auch so.

„*Am Anfang war ich alle zwei Wochen bei ihm*", sagt sie: *Später trafen wir uns monatlich und heute besuche ich ihn etwa vier Mal pro Jahr. Er hat immer großen Wert darauf gelegt, dass ich auch dann komme, wenn es mir gut geht.*"

In einer der ersten Sitzungen sagte er: „*Frau Hänni, Sie sitzen in einer Nussschale. Und die befindet sich weit draußen auf dem Ozean, die Wellen sind hoch, es schaukelt unentwegt hin und her, es geht ständig auf und ab. Ich bin derjenige, der Ihnen ab jetzt regelmäßig den Weg in einen sicheren Hafen weist. Lassen Sie sich helfen.*"

September 1986 , Tagebucheintrag meiner Mutter:

Endlich dürfen wir alle miteinander in die Ferien fahren. Nach Valbella, ein Holzhaus auf einer Alpweide. Ferien heißt für uns, auch einmal ohne fremde Hilfe zu leben, unsere Familie ganz alleine.

Schon am zweiten Ferientag beginnt Thomas mit Fieber und einem fürchterlichen Husten, kurz darauf Matthias und auch Markus. Am sechsten Tag, nach schlaflosen Nächten, müssen wir nach Hause zurückkehren.

Untersuchungen im Insel-Krankenhaus, Antibiotikawechsel und ein langes Abwarten. Husten Tag und Nacht. In der dritten Woche geht es rapide abwärts, Husten, Erbrechen und eine große Müdigkeit. Nochmals Untersuchungen im Insel-Krankenhaus. Markus musste sofort dableiben, bei Thomas war es nicht ganz so dringend, aber er wurde als Zwillingsbruder ebenfalls aufgenommen.

Ich konnte den zwei Buben mit überhaupt nichts helfen. Nach vielen unruhigen Nächten war ich unendlich müde und irgendwie beruhigt, beide Buben ins Krankenhaus geben zu können.

Intravenös angeschlossen, erleben die beiden sicher unterschiedlich, was Krankenhaus ist.

Während der ersten Tage hatten Markus und Thomas ab und zu Heimweh.

Nun sind beide seit einer Woche in der Kinderklinik. Seit einigen Tagen ist ein riesiger Berg vor mir. Dieser böse Erreger „Pseudomonas" wütet in ihnen, lässt meine sonst so lebhaften, fröhlichen Buben müde und bleich werden.

Warum hat man in der Medizin noch nichts gefunden, um diesen Erreger total auszulöschen?

Die ganze Situation ist so nahe an mir, frisst mich innerlich fast auf. Warum, warum, warum? Ich könnte laut schreien, werde aber ganz still, gehe in mein Zimmer, knie vor meinem Bett nieder und lege all meine Ängste, Sorgen und auch Hoffnungen unter Tränen in Gottes Hände. Lange knie ich regungslos vor meinem Bett, ohne Worte, einfach in großer Stille.

Meine Kinder freuen sich enorm, wieder zu Hause in unserem Heim beisammen zu sein. Sie lachen, spielen, hie und da drückt sich Markus fest an mich. Anfangs mache ich freudig mit. Täglich wächst in mir aber eine große Angst, meine lieben Kinder tragisch verlieren zu müssen. In immer größeren Wellen spüre ich meine Traurigkeit, fürchterliche Angst und eine große Müdigkeit. Die Freude, meine lieben Kinder bei mir zu haben, ist sehr groß, ja unbeschreiblich groß, doch der Berg der Angst siegt.

Ich nehme ein Medikament gegen diesen Berg von Angst. Aber ich möchte nicht gern mit Medikamenten arbeiten. Sobald als möglich will ich versuchen, im Gespräch mit meinem Arzt, Professor Adler, diesen Berg zu erklimmen, um an eine sonnige Stelle zu kommen.

Meine Eltern haben mir kaum große materielle Geschenke gemacht. Aber sie haben mir unendlich viel Liebe geschenkt. Mutter und Vater erzählten mir Geschichten, spielten viel mit mir und gaben mir reichlich vom Wertvollsten, das sie damals hatten: Zeit.

Als mein Großvater pensioniert war, hat er sich sehr engagiert. Einmal pro Woche kam er zu uns nach Toffen in unser Haus und hat mit uns Kindern gebastelt, Spiele gemacht, ist mit uns Eisenbahn oder Schiff gefahren. Wir freuten uns sehr, wenn ab und zu auch Großmutter mitkam.

Viele Verwandte waren aber mit unserer Situation überfordert, vor allem dann, wenn wieder einer von uns Kindern im Krankenhaus war. Eine Tante sagte einmal zu meiner Mutter: „Du, Christine, ich würde Markus schon öfters besuchen, wenn er so oft im Krankenhaus ist. Zeit hätte ich ja. Aber ich weiß gar nicht, was ich dann mit ihm sprechen soll.“

„Man muss sich doch nicht auf einen Krankenbesuch vorbereiten!“, sagt Mutter heute:

Viel wichtiger ist doch, dass man überhaupt da ist. Vater hatte einen Freund, der zunächst Ökonom war und dann auf dem zweiten Bildungsweg Theologie studierte, um Pfarrer zu werden. Der hat gesagt, ihm würden die Worte fehlen, wenn er bei der Beerdigung eines unserer Kinder eine Ansprache halten müsste.

Das zeigt: Nicht nur die Verwandten waren überfordert, auch unser sonstiges Umfeld. Sogar der Seelsorger, der sich nicht an die Seelen traute.

Im Mai 1987 schrieb meine Mutter in ihr Tagebuch:

Die vergangene Ferienwoche auf dem Hasliberg gab mir Anlass, über viel Vergangenes nachzudenken. Endlich mal eine Woche lang nicht kochen, Betten machen, putzen. Meine Kinder genieße ich ganz besonders. Täglich machen wir Spaziergänge, freuen uns an der Natur mit ihren Schönheiten, spielen Tischtennis, machen Ballspiele.

Dritter Ferientag abends: Ich kann einfach nicht einschlafen. Viele, allzu viele Gedanken purzeln kreuz und quer in meinem Kopf herum. Nochmals erlebe ich in Gedanken vieles Vergangenes: Bei der Geburt unseres dritten Kindes hieß es weitermachen: Es ist noch eines drin! Fünf Minuten später war auch Thomas geboren. Zwil-

linge. Bei meinem zweiten Kind Matthias wünschte ich mir oft Zwillinge. Jetzt sind sie da, wer hätte das gedacht. Vom ersten Augenblick an hatte ich meine frisch geborenen Büblein sehr, sehr gern. Noch heute sehe ich meinen Mann, auf jedem Arm ein Baby, frisch gewaschen und angezogen brachte er mir sie in den Geburtssaal und sagte: „Das sind die zwei Schnüggle!"

Während der zwei ersten Lebensjahre der Zwillinge musste ich wegen kleineren und einer größeren Operation ins Krankenhaus. Sicher bin ich nicht ein Mensch, der schnell aufgibt. Ein solches Tages- und Nachtprogramm schafft nicht jede Mutter ganz allein. Ich bin nicht stolz über diese Aussage, nein, ganz und gar nicht. Die Freude, als Frau und Mutter dies alles geschafft zu haben, hilft mir ganz fest in dieser jetzigen Situation.

Nie aufgeben – ein Mensch hat viel mehr Kräfte, viele gute Eigenschaften und ein entfaltendes Einfühlungsvermögen in sich verborgen, das geweckt werden kann.

Das Gespräch mit meinen Eltern tat mir sehr gut. Mir erschloss sich die Vergangenheit mit all ihren Problemen, Misserfolgen, aber auch den schönen Seiten ganz neu. Vor allem aber die Liebe meiner Eltern. Vieles hatte ich so gar nicht mehr vor Augen. Ohne meine Eltern und den Zusammenhalt unserer Familie wäre ich heute nicht mehr am Leben.

Ja, es tut mir auch aufrichtig leid, dass ich als Kind meiner Mutter und meinem Vater so viele Sorgen bereitet habe. Ich schreibe das hier, obwohl ich weiß, dass meinen Eltern das nicht gefällt. Sie werden sagen, dass ich für meine Situation am allerwenigsten kann. Dennoch hätte ich ihnen gerne so manchen Ärger erspart.

Was ich auf keinen Fall möchte, ist, dass sich meine Eltern Vorwürfe machen, mir quasi diese Krankheit vererbt zu haben. Sie können schließlich nichts dafür, dass beide Träger des falschen Gens sind. Die Wahrscheinlichkeit war unglaublich gering, dass gleich drei von vier Kindern betroffen sein würden!

Es ist schlichtweg Schicksal. Eine Lebensaufgabe.

Einer meiner Helden war immer mein Vater, der für unsere Familie einen unermüdlichen Kampf gegen Behördenwillkür und Ungerechtigkeit geführt hat. Ich habe ihm das noch nie so direkt gesagt, aber er soll es wissen.

Danke, Papa.

Auch als ich die Tagebucheinträge meiner Mutter las, spürte ich unendlich viel Liebe und ich verstand: Meine Eltern haben heldenhaft um uns und mit uns gerungen. Immer wieder machten sie mir Mut.

Neulich schrieb meine Mutter mir wieder ein paar

Zeilen, nachdem ich mich an dieses Buchprojekt gewagt hatte:

Lieber Markus,

du hast deine Aufzeichnungen hier in Valbella im Valcasa begonnen, in unserem Ferienhaus, mit dem ich so viele schöne Erinnerungen verbinde.

In den ersten Jahren war mir diese Bergwelt eigentlich viel zu stark. Die Tannen, die Vögel, die herrliche Natur waren für mich so kraftvoll, so schön, dass ich das nicht mit meinem restlichen anstrengenden, zehrenden Leben in Einklang bekam: Auf der einen Seite das Paradies, auf der anderen die vielen Probleme, das brachte ich nur schwer zusammen.

Die Kinder spielten, sie bauten Ställe für die Hasen, tobten über die Wiesen, fühlten sich wohl. Damals saß ich sehr oft auf den Wurzeln einer alten Tanne. Diesem Baum habe ich sehr viel erzählt. Von euch Kindern, von unserer Familie, von meinem Mann, ganz viel auch von mir. Ich habe die Tanne festgehalten und ihr gesagt, dass sie schon so alt sei und sicherlich noch die eine Geschichte ertragen könne.

Sie hat mir mit großer Geduld zugehört.

So wie du uns zugehört hast. Deinen Eltern.

Für die du immer nur ausgeliehen warst.

Die auf deinen eigenen Wegen immer eine Basisstation sein werden.

Wenn du das willst.

Wir lieben dich.

Und Liebe kennt keine Mukoviszidose.

Die Liebe ist weitaus mächtiger
als ein Gendefekt auf Chromosom 7.

Deine Mama

4

Der Tag des Rückschlags

Heute komme ich mit dem Schreiben nur sehr schwer voran. Vermutlich liegt das an einer Infektion, die ich schon seit Tagen mit mir herumschleppe. Das Problem am vergangenen Wochenende war, dass ich relativ häufig in unserer Kirchengemeinde ICF in Bern war, um mit den anderen dort gleich mehrere Theaterstücke vorzubereiten. Alle hatten Schnupfennasen und Halsschmerzen und Husten. Jeder steckte jeden an, was bei den Gesunden nicht so dramatisch ist, aber bei mir ziemlich blöd enden kann.

Jetzt sitze ich also hier an meinem Schreibtisch, vor meinem Computer, und horche in mich hinein. Ist da etwas, was anders ist als sonst? Braut sich da etwas zusammen? Die Therapie heute Morgen verlief ganz normal, gestern Abend bin ich relativ früh ins Bett gegangen.

Ich schlief sehr schnell ein, obwohl mir in letzter Zeit ganz viele Gedanken durch den Kopf schwirren. Auch das Frühstück schmeckte mir nicht besonders. Das

Abhusten des Sekrets im Badezimmer war wahnsinnig anstrengend und hat auch nicht optimal funktioniert.

Das alles sind Alarmsignale, aber ich möchte sie nicht wahrhaben. Ich habe doch nur eine Erkältung, wie all die anderen in meinem Umfeld auch!

Es ist 11.35 Uhr und ich könnte einschlafen, so müde bin ich. Auf meine Brust drückt etwas. Es fühlt sich so an, als läge ein Ziegelstein darauf. Nur ein Ziegelstein. Wenn es richtig schlimm ist, dann tut es so weh, als rattere ein Lastwagen drüber.

So weit ist es noch nicht, alles wird wieder gut.

Obwohl es früher auch immer mit einem Ziegelstein anfing.

Ich lege mich ein paar Minuten auf mein Bett. Nur ein paar Minuten.

❖

Ich bin gerade wach geworden, es ist kurz vor halb zwei. Aus dem Ziegelstein sind zehn Steine geworden, mindestens. Wie ich dieses Engegefühl hasse!

Heute ist Freitag, am Abend feiert einer meiner besten Freunde standesamtliche Hochzeit. Das Paar erwartet demnächst ihr erstes Kind. Natürlich könnte ich kurzfristig zu meiner Ärztin gehen und checken lassen, was los ist. Und wenn was los ist, wenn ich einen Entzündungsherd in mir trage? Dann wäre das komplette Wochenende im Eimer und die nächste Woche auch.

So schlapp war ich schon lange nicht mehr.

Vielleicht habe ich ja auch Glück und der Entzündungswert (CRP) im Blut ist unter 20 mg/e. Unter 20 mg/e bedeutet, dass ich es mit Tabletten wieder in den Griff bekomme. Über 20 mg/e bedeutet in der Regel Antibiotikakur im Krankenhaus. Bedeutet Koffer packen, bedeutet weg von zu Hause, bedeutet keine Hochzeitsfeier. Und es bedeutet einen persönlichen Rückschlag. Die letzte Kur hatte ich vor einem Jahr und vier Monaten und ich wollte mindestens eineinhalb Jahre ohne schaffen. Die Zeit vergeht viel zu schnell.

So ein Mist.

❖

Es ist 14.10 Uhr. Zwölf Ziegelsteine.

„Frau Dr. Unternährer, hier ist Markus Hänni. Könnte ich heute noch kurz bei Ihnen vorbeikommen? Mir geht es nicht ganz so gut."

„Kein Problem. Kommen Sie gleich in die Praxis, ich bin auf jeden Fall bis 16 Uhr da."

Hatte ich gesagt „Mir geht es nicht so gut"? Das ist bei mir ein Synonym für „Liebe Frau Doktor, mir geht es beschissen". Ich denke, dass sie das weiß.

Meine Hausärztin, Frau Dr. Unternährer, schaut eigentlich nie besorgt, sondern macht immer ein freundliches Gesicht. Aber in diesem freundlichen Gesicht kann man durchaus erkennen, was dahinter passiert. Dass sie sich nämlich schon ernsthafte Gedanken über meinen Gesundheitszustand macht. Da sind wir uns im Übrigen ziemlich ähnlich. Auch ich lächle ganz oft dann, wenn es eigentlich nichts zu lächeln gibt, was auf meine Mitmenschen, die mich vielleicht nicht ganz so gut kennen, manchmal irritierend wirkt.

Also lächle ich, als sie mit den Blutwerten zurück in den Behandlungsraum kommt. Sie lächelt auch.

„Herr Hänni, Ihr Blutwert ist bei 23. Ehrlich gesagt, ich würde kein Risiko eingehen wollen. Soll ich für Sie in der Tiefenau-Klinik ein Bett reservieren?"

Ich lächle zurück. „Meinen Sie wirklich."

„Es wäre das Beste, Sie wissen das auch."

Ich könnte heulen. Und lächle.

„Fällt Ihnen keine Alternative ein?"

„Wir könnten es natürlich mit einer Kombination von zwei verschiedenen Antibiotika zum Schlucken versuchen."

Ich weiß, dass das mittel- und langfristig nichts bringt, dass ich spätestens vier Wochen später wieder hier sitzen werde. Trotzdem sage ich: „Frau Doktor, was würden Sie mir empfehlen?"

„Ich würde nicht leichtsinnig sein."

Ich lächle mein breitestes Schutzlächeln. „Rufen Sie im Krankenhaus an. Sagen Sie denen, dass ein alter Bekannter gegen 17 Uhr da ist."

Ich fahre nach Hause, schicke meinem Freund eine SMS, dass ich leider nicht zur Hochzeitsfeier kommen kann, packe wortlos meine Sachen in die Sporttasche und verabschiede mich kurz angebunden von meinen Eltern. Sie sagen auch nicht viel, denn sie wissen, dass ich jetzt keine großen Abschieds- oder Genesungsreden ertragen kann. Ich will meine Ruhe haben. So war das immer, wenn es wieder losging.

Die Fahrt mit dem Auto zum Krankenhaus dauert etwa 20 Minuten. Ich kenne die Strecke. Ich kenne die Treppe zur Station, jede einzelne Glastür, das Stationszimmer, den Geruch von starkem Reinigungsmittel. Ich weiß auch, was gleich passieren wird, wenn ich das Personal begrüße. Sie werden im Chor ein aufmunterndes „Hallo Markus, schön dich zu sehen" zum Besten geben. Noch durch eine Tür und einen Gang entlang, dann bin ich da.

„Hallo Markus, schön dich zu sehen", höre ich. „Wir haben bereits Zimmer 114 für dich vorbereitet. Du hast es ganz für dich allein. Möchtest du am Fenster liegen? Man hat von dort einen schönen Blick auf den Park."

„Gern am Fenster", antworte ich lächelnd.

Bald darauf werfe ich meine Tasche auf die Bettdecke und schaue aus dem Fenster. Der Regen, der im Park und über der Stadt nieder ging, hat aufgehört, von Westen her ziehen helle Wolken auf. Die Aussichten fürs Wochenende sind gut. Ich räume meine Sachen in den Schrank, schlage das Bettzeug auf, setze mich auf die Kante und warte. Ich warte auf den Arzt, der die Verordnungen macht, und auf die Pflegerin, die mir die erste Infusion mit Antibiotika anhängt. Wenn ich Glück habe, kann ich in drei Tagen wieder raus und die Therapie zu Hause fortsetzen.

Soll ich meiner besonderen Freundin noch eine SMS schicken und ihr sagen, dass ich im Krankenhaus bin? Dass ich einen Rückfall hatte? Dass ich müde und schlapp bin? Schwach?

Wie viel Schwäche erträgt die Freundschaft?

Sicher, sie hätte als Pflegerin Verständnis für meine Situation, aber ich möchte gar kein Verständnis haben. Nicht jetzt. Ich möchte die nächsten Tage diese Kur durchziehen, weil ich muss, um danach wieder stark zu sein. Ein ganz normaler Mann.

Das hier ist mein Problem, das ich selbst lösen will. Deshalb schalte ich mein iPhone aus, lege es in die Schublade des Nachtschranks und frage mich, wie schon tausend Male zuvor auch: *„Warum immer ich?"*

Es gibt Zeiten, über die denkt man besser nicht nach, sondern streicht sie aus dem Kalender. Zum Beispiel die Tage vom letzten Freitag, der Einlieferung ins Tiefenau, bis heute.

Ich durfte die Klinik erst gestern verlassen, setze die Kur nun zu Hause fort. Mein Vater hat mir geholfen, die Kisten voller Infusionen und Ampullen zu schleppen.

Wenn ich sage, dass ich mich nicht gut fühle, dann ist das eine eher verharmlosende Aussage. Körperlich ist wieder alles so weit in Ordnung, die Ziegelsteine wurden von meinem Brustkorb abgetragen, einer nach dem anderen mit chemischer Hilfe. Die Medikamente schlugen gut an, ich habe die Nebenwirkungen kaum wahrgenommen. Aber psychisch kämpfe ich gegen Gedanken, die mir nicht guttun, die mich irritieren.

Eine gute Gelegenheit, finde ich, genau jetzt einen kleinen Witz auf meinem Facebook-Profil zu platzieren. Mein Schutzlächeln quasi in Schriftform zu zeigen.

Ich tippe:

„In den frühen Morgenstunden stürzte ein Gleitschirm auf den Schosshaldenfriedhof. Bis zur jetzigen Stunde konnten 28 Tote geborgen werden."

Ein paar Minuten später haben bereits acht Personen auf den Button „Gefällt mir" geklickt, weitere vier haben es kommentiert.

❖

Was mich umtreibt, ist die Frage, wie oft ich und meine Lungenflügel das noch packen. Ich hatte mich in den letzten Wochen so vital gefühlt, so stark, schmiedete Pläne für die Zukunft. Immer genau dann, wenn man denkt, dass ein kleines bisschen Normalität ins Leben eintritt, kommt der große Hammer zurück.

Ich grüble über das Sterben nach.

Alles im Leben ist offen.

Soll ich beten? Ich lese nach, was ich vor zwei Jahren über den Tod aufgeschrieben habe, als es mir nicht gut ging:

Ich hatte einen arbeitsreichen Tag hinter mir, als ich die Bürotür schloss und in Richtung Bahnhof ging. Mitten in der Rushhour überkam mich unversehens ein ätzendes Reizgefühl in den Atemwegen. Die Atmung stockte erlahmend. Unaufhörlich füllte sich mein Mund mit Blut, ich roch abstoßend nach Eisen.

Nichtsdestotrotz stieg ich in den Zug. Während der 20-minütigen Fahrt schluckte ich das Blut stets hinunter.

Mir war schwindelig. Der Magen brannte fürchterlich und mein Allgemeinzustand war in einer gehörig desolaten Lage. Zu Hause angelangt, rief ich den Arzt an und wurde keine 30 Minuten später notfallmäßig ins Krankenhaus eingewiesen.

Diesmal lautete die Diagnose „Arterienriss". Es folgten vier erschöpfende Eingriffe und mein Aufenthalt zog sich wegen Komplikationen und Rückschlägen in die Länge. Drei Monate lang lag ich völlig ausgemergelt und mit permanenten Schmerzen auf der Pneumologie, der Abteilung für Lungenheilkunde. Ich war von früh bis spät auf die Hilfe von Dritten angewiesen.

Eines Tages kam der Chefarzt auf Visite und erläuterte mir, dass sie aus medizinischer Sicht nun jedes erdenkliche Register gezogen hätten. Er verdeutlichte mir, dass die Medizin hier ihre Grenzen fände und wir jetzt mit der gegenwärtigen Behandlung nur noch auf Besserung hofften.

Einige verschrobene Bekannte aus der christlichen Gemeinde waren der Überzeugung, dass meine unerkannten Sünden an der Krankheit und meinem Zustand schuld seien.

Auch wenn ihre Worte einer übersteigerten Form von geistiger Begrenzung entsprangen, so bin ich mir sicher, dass alle Äußerungen und Vorschläge lediglich Ausdruck einer verzweifelten Hilflosigkeit dieser Leute waren.

Zugegeben, ich konnte diese Gedankengänge in meiner damaligen Situation verstehen. Ich suchte ja selbst nach dem bequemsten und schnellsten Ausweg aus dieser vermeintlich aussichtslosen Lage.

Nicht mehr das Sterben, sondern Ohnmacht und Leiden sind in unserer Gesellschaft tabuisiert. Ich fragte mich damals, welches Sterben ist menschenwürdig? Warum bin ich gegen aktive Sterbehilfe? Heißt das Motto der Zukunft vielleicht: Lebenshilfe statt Sterbehilfe?

Während den Erkrankten ihre zunehmende Schwäche irgendwann beim Loslassen hilft, leiden Angehörige gleichermaßen mit.

Spiritualität bezeichne ich als Erfahrung, die einen so tief berührt, dass sie ergriffen macht.

Ich bin überzeugt, bei einigen muss noch im Sterben das innere Kind aus dem lebenslangen seelischen Gefängnis befreit werden, überhaupt zum Leben erwachen, um damit sterben zu können. Sind es schlussendlich nicht die eigenen Leiderfahrungen und die eigene Bewusstwerdung, welche zu Empathie und Mit-Aushalten befähigt?

In Todesnähe sind wir unserem Unbewussten generell nahe.

Wo der Mensch im Kern seiner Erlösungsbedürftigkeit ankommt, öffnen sich Perspektiven für eine Wand-

lung. Doch an seiner eigenen tiefen Wahrheit und an sich selbst kommt kein Sterbender vorbei. Keine Stunde ist ungeschminkter, intimer und konsequenter als die Stunde des Sterbens.

Gott ist seit jeher und in allen Kulturen eines der zentralen Themen am Sterbebett, in seiner Wichtigkeit etwa vergleichbar mit dem Aushalten von Ohnmacht oder mit der Sorge um die Zukunft der Liebsten. Mein Glaube ist, dass wir nicht tiefer fallen können als in Gottes Hand, aus der uns nichts und niemand reißen kann.

Ja, ich falle nie tiefer als in Gottes Hand.

Mit dieser Gewissheit klappe ich nun meinen Computer zu und genese, sammle neue Kraft.

5

Herzklopfen

Die Meteorologen forschen immer noch nach der Ursache, warum wir so einen milden Winter gehabt haben, und finden trotz immenser Suche keine plausible Erklärung. Die Biologen sind der Überzeugung, dass die Erderwärmung daran schuld ist, und versuchen, die Bevölkerung vermehrt zu einem umweltfreundlichen Verhalten zu drängen. Die Psychologen erklären diese Angelegenheit als total verrückt. Die Augenärzte halten die Meinung der Biologen für äußerst kurzsichtig. Die Pathologen befürchten aufgrund vieler Hitzetode eine höhere Arbeitsbelastung. Die Gynäkologen bezeichnen die Aussage der Psychologen als Fehlgeburt und die Internisten beklagen sich bei dieser Thematik über Bauchschmerzen.

Es scheint mir eine Tatsache zu sein, dass ich der Einzige bin, der den wahren Grund für diese lauen Winter-Temperaturen kennt: Es liegt an einer Frau! Einer ganz bestimmten!

Nie vergesse ich den Moment, als sie mir sagte: „Ich wünschte, unsere Freundschaft könnte ein Leben lang halten." Das berührte mich sehr. Doch dann meinte sie ganz nebenbei: „Aber mehr als Freundschaft kann ich mir nicht vorstellen …" Irgendwie verletzten mich diese Worte. Denn ich fühlte mich immer stärker zu ihr hingezogen, wie zu einem unwiderstehlichen Magnetfeld.

Wegen ihres charmanten Lächelns fiel mein Winter sehr milde aus. Wenn ich sie anschaue – ihre Art und die besondere Ausstrahlung wahrnehme –, wird mir warm ums Herz. Mehr noch: Mein Herz klopft wie wild, in mir kribbelt's und mir wird richtig heiß!

Ob sie ähnlich empfindet? Löse ich auch Sommergefühle in ihr aus – mitten im Winter? Sieht sie mich als begehrenswerten Mann oder nur als Kranken, mit dem sie mitfühlen kann? Ich muss es herausfinden! Deshalb schreibe ich ihr. Bald darauf erhalte ich folgende Antwort:

Lieber Markus,

du hast mich dieser Tage mal gefragt, ob ich dich bemitleide. Ja, damals, als ich dich noch nicht so gut kannte, hatte ich Mitleid mit dir. Heute ist das nicht mehr so. Ich leide eher mit dir, wenn es dir mal wieder nicht so gut geht. Die Art und Weise, wie du mit der Krankheit umgehst, sagt viel über deinen Glauben und Charakter aus, den ich sehr schätze.

Ich denke, dass du in deinem Umfeld ein großes Vorbild sein kannst – und bereits bist.

Ich mache mir Sorgen. Du hattest im Verlauf deiner Krankheit immer wieder Komplikationen. Wie wird das weitergehen, was wird es für Folgen haben?

Ist eine gemeinsame Zukunft möglich?

Bis bald, Barbara

Gute Frage. Ist eine Zukunft möglich?

Seit meiner letzten gesundheitlichen Krise sind etwa zwei Wochen vergangen und ich konnte mich gut erholen. Fast fühle ich mich wieder so wie zuvor, zu der Zeit, als ich dachte, dass mich nichts jemals wieder erschüttern kann. Doch das ist eine Illusion. Das weiß ich. Immer wieder werden Krisen kommen. Es ist eine Tatsache.

Dennoch besteht auch kein Zweifel an der anderen Tatsache: Ich bin verliebt! Nur so kommen Zeilen und Sätze zustande wie diese:

Barbara! Meine Sehnsucht, dich zu sehen und dich in meine Arme zu schließen, ist ebenso kraftvoll wie der

Herzenswunsch, das Allerbeste für dich zu wollen. Deine wohltuende Stimme entführt mich in die wunderschönsten Klänge der Musik, du allein lässt meinen Puls kometenhaft steigen und bringst mein Herz in einer solchen Geschwindigkeit zum Schlagen, dass man damit die ganze nördliche Hemisphäre mit Energie beliefern könnte.

Aber kann ich es noch einmal riskieren, mich ganz in den Strom der Liebe zu werfen?

❖

Ich hatte schon mal eine Freundin. Das ist zwei Jahre her und endete für uns beide – und für mich noch viel mehr – relativ dramatisch. Heute, an diesem Frühlingstag im kleinen Toffen bei Bern, an dem die ersten Blüten aus dem Boden sprießen und die Hunde auf den Wiesen tollen, an dem das Bundesheer eine Küchenübung im Luftschutzbunker durchführt und alle Dorfbewohner sich einen deftigen Eintopf abholen dürfen, fühle ich mich stark genug, mich daran zu erinnern.

Unsere Beziehung lief, nachdem wir ein Dreivierteljahr zusammen waren, alles andere als rund. Trotzdem hatten Martina und ich das Bedürfnis, noch einmal etwas weiter wegzufahren, um vielleicht endgültig zueinanderzufinden oder eben auch nicht. Wir hatten uns bis dahin meistens nur am Wochenende gesehen, denn sie wohnte in Basel und ich, eine Zugstunde entfernt, in Bern.

Ein Kurztrip ins Ausland erschien uns dazu geeignet und ich schlug vor, nach Südengland zu fahren. Die Gegend gefiel uns beiden. Sie war schon dort gewesen, und ich habe an der Küste Verwandte, bei denen wir herzlich willkommen waren. Wir mussten uns also nicht um die Transfers und das Hotel kümmern.

Trotzdem war die Planung dieser Reise gar nicht so einfach und letztlich völlig überhastet, weil ich mich natürlich einem ziemlichen Druck ausgesetzt hatte. Ich wollte unbedingt schnellstmöglich gesund werden, damit ich beschwerdefrei reisen konnte. Zumal ich wenige Tage vorher ein ziemlich starkes Engegefühl auf der Brust hatte, das ich in dieser Form bis dahin noch gar nicht kannte. Diese Schmerzen störten mich extrem und ich hatte schon Angst, dass sie gar nicht mehr, wie sonst üblich, weggehen würden, weil sie über Wochen konstant blieben und ich laufend zwischen Krankenhaus und Wohnung hin und her gependelt bin.

Dann wurde es aber doch leichter, Gott sei Dank. Im Januar kam dann allerdings ein Riss in einer Arterie meiner Lunge dazu, der embolisiert werden musste. Als ich danach nach Hause kam, ausdrücklich auf eigenen Wunsch, weil ich kein Krankenhaus mehr von innen sehen konnte, war ich extrem kraftlos und hatte starkes Herzrasen. So, als hätte ich einen Ventilator in der Brust, der auf die höchste Stufe eingestellt ist.

Das mit dem Verlassen der Krankenstation würde ich heute natürlich nicht mehr so machen, aber die Vorfreude auf die Reise mit Martina sollte mir, das hoffte ich zumindest, neue Energie und eine Perspektive für die Zukunft geben.

Sie freute sich auch schon so sehr auf Südengland, die Tickets waren gebucht, ich durfte sie jetzt nicht mehr enttäuschen. Auch wenn ich mir damals gewünscht hätte, dass sie mich ein bisschen öfter in Bern besucht. Denn für mich war die ständige Reiserei nach Basel eine große körperliche Belastung.

Dann kam, nur zwei Tage nach der Embolisation, der Tag der Abreise. Wenn mich jemand an diesem Morgen gefragt hätte, wie ich mich fühle, dann hätte ich ehrlicherweise sagen müssen, dass es mir nicht besonders gut geht, dass ich mich müde und krank fühle. Trotzdem machte ich mich auf den Weg nach Basel. Denn ich hoffte, dass dieser Zustand wenigstens stabil bleiben würde. Dort holte ich Martina ab und gemeinsam fuhren wir mit dem Zug nach Zürich zum Flughafen.

Wir hatten noch eine gute Stunde Zeit bis zum Check-in und ich zog mich in eine etwas ruhigere Ecke zurück, um meinen Bruder Matthias anzurufen.

„Matthias? Ich bin es, Markus.“

„Müsstest du nicht längst im Flugzeug sitzen?“, fragte er, „ich dachte, dein Flieger geht gleich.“

„Was würdest du an meiner Stelle machen?“

„Wie meinst du das?“, fragte er.

„Soll ich fliegen oder nicht? Mein Herz pocht sehr, ich habe weiche Knie, fühle mich überhaupt nicht fit.“

Was sollte er mir in dieser Situation sagen? Mich enttäuschen, indem er mir rät, zu Hause zu bleiben? Also sagte er, was man eben am Telefon so sagt: „Markus, das musst du selbst wissen und entscheiden.“ Ein klein wenig klang dabei schon auch der Satz mit: „Kleiner Bruder, du bist alt genug, um zu entscheiden, was gut für dich ist und was nicht, aber ich an deiner Stelle wäre vorsichtig.“

Dann sah ich Martina im Gate auf einem Stuhl sitzen, vor sich das Handgepäck, ihr Handy am Ohr. Sie strahlte übers ganze Gesicht. Wahrscheinlich verabschiedete sie sich gerade von ihren Liebsten und konnte es gar nicht erwarten, bis es endlich losging.

Ich brachte es nicht übers Herz, die Reise in diesem Augenblick abzubrechen.

„Freust du dich?“, fragte ich Martina.

„Ja, sehr“, sagte sie und drückte meine Hand. Hätte sie meinen Puls erwischt, dann hätte sie gespürt, in welch hoher Taktung er pochte.

„Ich freue mich auch", sagte ich. Dann stiegen wir ein.

Als wir dann im Flieger auf unseren Plätzen saßen, hatte ich augenblicklich das Gefühl, unterzuckert zu sein, einen Zitteranfall zu bekommen. Ich bestellte einen Becher Orangensaft. Aber es wurde nicht besser.

Meine Freundin spürte natürlich, dass da etwas nicht stimmte, war aber mit der ganzen Situation in diesem Moment überfordert. Was sollte sie auch machen?

Sofort nach der Ankunft in England rief ich im Krankenhaus in Bern meine behandelnden Ärzte an und sagte ihnen, dass ich starke Schmerzen in der Brust habe. Der Mediziner am Telefon riet mir, dass ich in einem englischen Hospital abklären lassen sollte, ob es sich dabei um einen Pneumothorax handelt oder um etwas anderes Gefährliches.

Meine Tante und mein Onkel hatten uns am Flughafen abgeholt, gemeinsam fuhren wir mit dem Zug Richtung Küste. Ich redete während der Fahrt kaum, konnte auch gar nicht, denn dazu war ich zu schlecht beieinander. Am Wohnort meiner Verwandten angekommen, fuhren wir, noch ehe wir das Gepäck bei ihnen zu Hause abstellten, in ein Gesundheitszentrum. Dort untersuchte mich der Arzt, während ich ihm von meiner Erkrankung erzählte. Er diagnostizierte schließlich eine Art Lungenentzündung, verschrieb mir verschiedene Antibiotika und verordnete mir, mich das Wochenende über nicht anzustrengen und möglichst im Haus zu bleiben.

Im Haus bleiben! Während der ersten Urlaubstage seit Jahren. Das waren ja wundervolle Aussichten.

Tatsächlich habe ich das komplette Wochenende im Bett verbracht. Weil ich mir selbst unsicher war, was da gerade mit mir und in mir passierte, rief ich alle drei Stunden in der Tiefenau-Klinik in der Schweiz an und erzählte denen, wie es mir geht. Die Ärztin dort, die mich kannte, riet mir, die Cortison-Dosis zu erhöhen, aber nicht zu sehr, weil sonst das Herzrasen noch weiter zunimmt.

Noch mehr Herzrasen ging aber gar nicht, denn dann hätte sich das Organ überschlagen.

Irgendwann in der Nacht rief ich vor lauter Angst meine große Schwester an, die auch Ärztin ist. Sie befahl mir geradezu, sofort in ein Krankenhaus zu fahren. Man müsse unbedingt ausschließen, ob mit dem Herz etwas nicht in Ordnung ist.

Am nächsten Morgen telefonierte ich mit meinen Eltern und setzte mich mit der schweizerischen Rettungsflugwacht in Verbindung. Denen sagte ich, dass ich Mukoviszidose-Patient bin, ich mich gerade in Südengland aufhalte, das Haus nicht verlassen kann, weil es mir so schlecht geht. – Und dass ich schnellstmöglich nach Hause möchte. Vom ersten Moment an wurde ich großartig betreut. Der Mann, den ich am Telefon hatte, forderte die Krankenakte aus der Tiefenau-Klinik an und riet mir, in einem englischen Krankenhaus meine Flugtauglichkeit überprüfen zu lassen.

Dort waren wir den ganzen Samstag. Ich wurde geröntgt, ein EKG wurde geschrieben, das Blut untersucht. Am Ende sagte mir der Arzt, dass eine Reise mit einem Linienflugzeug möglich sei.

Irgendwie hat mich das ein wenig aufgebaut. An diesem Abend ging es mir endlich etwas besser. Ich bin mit Martina auf einen kleinen Hügel gestiegen. Von dort oben schauten wir auf den Ärmelkanal, auf die grünen Wiesen, die schroffen Felsen, zum Horizont.

„Hast du Hunger?“, fragte sie mich.

Weil ich seit Tagen nichts Richtiges gegessen hatte, bekam ich plötzlich große Lust auf etwas ordentlich Deftiges.

„Ich hätte Lust auf Fish and Chips“, sagte ich.

„Eine super Idee, ich auch“, antwortete Martina. „Ich kenne einen tollen Laden. Lass uns dorthin gehen. Markus, alles wird wieder gut.“

Der Fisch schmeckte toll und die fettigen Pommes waren genau das, was ich jetzt brauchte. Ich aß die ganze Portion bis auf den letzten Krümel auf und hoffte, dass ich am nächsten Tag wieder ganz der Alte sein würde.

Markus Hänni.

Der Freund von Martina.

Ein Mann.

Ein Ehrenmann, der das sinkende Schiff zuletzt verlässt und niemals den einfachsten Weg für sich sucht.

❖

Nichts da!

In der Nacht wachte ich auf und konnte nicht mehr liegen. Immer dann, wenn ich den Kopf auf das Kissen legte, stockte schlagartig meine Atmung, ich brachte keine Luft mehr durch die Luftröhre. So saß ich im Bett und die Angst, ich könnte augenblicklich ersticken, jetzt, hier, in Südengland, wurde immer stärker.

Lieber Gott, betete ich, *wenn es die Möglichkeit gibt, dass ich vorher zurück in die Schweiz komme, zu Vater und Mutter und zu meinen Geschwistern, dann lass das geschehen.*

Das Herz schlug wieder wie wild.

War jetzt meine Stunde gekommen? Von anderen Betroffenen hatte ich schon oft gehört, dass diese innerhalb kurzer Zeit gestorben sind. War es die Stunde, in der das Ende beginnt? Das Dahinsiechen?

Meine Bronchien waren total verschlossen, selbst wenn ich meinen Oberkörper nur kurz neigte. Was, wenn das auch in aufrechter Position passiert? Dann gute Nacht!

Gegen 4 Uhr rief ich erneut die schweizerische Rettungsflugwacht an. Mein Handy-Akku war inzwischen fast leer. Mit den Symptomen sei überhaupt nicht zu spaßen, sagte die Ärztin am Telefon. Ich würde mich in einer absolut lebensbedrohlichen Situation befinden und müsse schnellstmöglich ein Krankenhaus aufsuchen. Das alles passierte in drei Tagen. Nicht mal drei ruhige Urlaubstage nach der langen, schwierigen Zeit zuvor waren mir vergönnt. Warum bloß nicht?

Ich weckte Martina und meinen Cousin, der auch im Haus meines Onkels wohnt. Sie riefen eine Ambulanz, die auch schnell kam und mit vier Personen besetzt war.

In dieser Nacht hatte im städtischen Krankenhaus von Eastbourne ein indischer Arzt Dienst. Er kannte sich mit meiner Erkrankung etwas aus, kontrollierte alle meine Werte, konnte aber nichts Gravierendes feststellen.

„Mit einem solchen Gendefekt hat man immer das eine oder andere Problem", sagte er und war drauf und dran, mich wieder nach Hause zu schicken.

„Sind Sie sich sicher?", fragte ich ihn.

„Ich kann hier nichts für Sie tun, was Ihnen jetzt weiterhilft", antwortete er.

Was blieb mir anderes übrig? Wieder ins Auto, wieder zurück zu Onkel und Tante.

Natürlich hatten die beiden große Angst um mich, wussten aber auch nicht, was sie hätten machen sollen. Martina war den Tränen nahe.

Aber ich brauchte sie jetzt.

Als wir im Wohnzimmer zusammensaßen, ließ ich ihre Hand nicht mehr los. Ich brauchte sie von diesem Moment an ständig neben mir, musste sie berühren, musste Energie von ihr zu mir fließen lassen. Ich hielt ihre Hand nicht deshalb, weil sie meine Freundin war, nicht primär der Zärtlichkeit wegen, sondern weil ich ohne den Kraftfluss zwischen uns wahrscheinlich bewusstlos geworden wäre.

Alles war ganz ruhig. Ganz lange ganz ruhig.

Dann fragte mein Cousin sehr vorsichtig in die Stille hinein: „Soll ich euch noch ans Meer fahren?"

Das fanden wir eine gute Idee, auch wenn mir zugleich der Gedanke kam, dass Sterbende häufig das Bedürfnis haben, ein letztes Mal das Meer zu sehen.

Die großen Wellen brachen sich an der steilen Küste, die See schäumte und von Süden her kam ein starker Wind auf. Möwen kreisten über dem Wasser und weit draußen zog ein Schiff gen Westen, vielleicht nach Amerika, jedenfalls hinaus in die große weite Welt.

Ich spürte das Leben um mich herum, die unbändige Vitalität der Natur, die Kraft der Erde. Doch ich selber war schwach. Ein Schwächling. Passte ich überhaupt noch hierher? Passte ein Kranker in diese energiegeladene Welt?

❖

Mit dem Bus fuhren wir zurück zum Flughafen nach London. Ich konnte mir überhaupt nicht vorstellen, in den Flieger zu steigen. Als wir es dann doch taten, weil wir es mussten, habe ich Martina lange angeschaut. Ich habe diese Bilder bis heute genau vor Augen. Ich sagte ihr: „Wenn ich das überlebe, wird alles gut, das verspreche ich dir."

Kurz nach der Landung in Zürich fiel mir ein großer Stein vom Herzen. Ich hatte es geschafft. Die dreitägige Reise war endlich vorbei. Eine Tortur ging zu Ende.

Wir tranken in der Ankunftshalle noch einen Kaffee zusammen und verabschiedeten uns dann.

„Danke, dass du bei mir gewesen bist, Martina", sagte ich. „Deine Hand zu halten, hat mich gerettet, auch wenn das für dich vielleicht komisch klingt."

Sie drückte mir einen Kuss auf die Wange und sagte: „Mach's gut, Markus, ich bin jetzt auch platt." Mit diesen Worten verließ sie mich und ging.

Ich machte mich auf den Weg zurück nach Bern, direkt ins Krankenhaus.

Dort angekommen, wurde ich im Notfallbereich bereits erwartet. Das Personal war komplett mit Schutzanzügen bekleidet. Das ist immer so in der Schweiz: Wer aus einem ausländischen Krankenhaus kommt, muss für drei Tage in Quarantäne, um nicht irgendwelche Viren oder Bakterien ins Land zu schleppen. Diese Zeit musste ich also auch noch überstehen.

Aber ich erwischte einen guten Arzt, einen Christen, der mir von Zeit zu Zeit einen Bibelspruch sagte, der nicht ausschließlich auf medizinische Fakten achtete, sondern mir auch ab und zu einfach nur die Hand auf den Kopf legte und mit mir betete. So etwas tut wahnsinnig gut und ich bin auch davon überzeugt, dass solche Gesten mindestens eine genauso große Heilungswirkung haben wie irgendwelche Medikamente. Leider ist dies nicht klinisch nachgewiesen, deshalb leider auch nicht an der Tagesordnung. Vermutlich ist es dem Krankenhauspersonal nicht einmal erlaubt, weil es dafür keinen Abrechnungsschlüssel gibt.

Es war wieder in den frühen Morgenstunden, als ich wach wurde und mein Herz erneut pochte wie verrückt. Ich tastete in der Dunkelheit nach dem Rufknopf für die Nachtschwester und drückte ihn zitternd, am ganzen Körper bebend. Sie kam gleich und sah sofort auf dem Überwachungsmonitor, dass mein Puls viel zu schnell war. Sie stürmte zurück auf den Flur und rief laut: „Da liegt einer, der gleich einen Herzstillstand hat!“ Mit „einer“ meinte sie mich.

Plötzlich war großer Alarm, alle kamen angerannt, brachten auch gleich die Gerätschaften für die Wiederbelebung mit. Aber so schnell wie der hohe Puls gekommen war, so schnell machte er sich auch wieder vom Acker. Nach drei oder vier Minuten war der ganze Spuk vorbei.

Insgesamt war ich zwei Wochen im Krankenhaus. Der Kontakt mit Martina beschränkte sich in dieser Zeit auf wenige Kurznachrichten am Mobiltelefon. Gleichzeitig verschlechterte sich meine psychische Verfassung kontinuierlich.

Eines Tages rief sie mich in der Klinik an. Ihre Stimme klang kühl und fremd. „Es ist aus zwischen uns“, sagte sie, „Ich empfinde nichts mehr für dich.“

Ich war völlig vor den Kopf gestoßen. Durch die Behandlungen im Krankenhaus und meine gesundheitlichen Probleme hatte ich innerlich den Trennungsprozess gar nicht so vollzogen wie sie! Während sie immer wieder über unsere Beziehung nachgedacht hatte, waren meine Gedanken in diesen Tagen um Leben und Tod gekreist.

Insgeheim war mir schon klar, dass das zwischen uns nichts für die Ewigkeit werden würde. Aber als ich es dann hörte, so direkt und so kühl, war ich ganz schön geschockt. Ich erinnerte mich an einen Satz von ihr, den sie mir in England gesagt hat. Eigentlich hatte ich versucht, ihn zu vergessen: „Ich möchte doch keinen kranken Mann."

Keine Frage, die neun Monate, die wir insgesamt zusammen waren, liefen für mich gesundheitlich alles andere als gut. Sie musste natürlich annehmen, dass das auch in Zukunft so weitergehen würde. Insofern habe ich Verständnis für ihr Verhalten.

Martina wusste bis zum Schluss nicht so genau, was ich eigentlich hatte, vermutlich wollte sie es gar nicht wissen. Und ich habe ihr auch nicht alle Details meiner Krankheit genannt. Nicht alle Details? Fast gar nichts habe ich ihr erzählt. Das, was sie wusste, musste sie sich alleine zusammenreimen.

Das war, im Nachhinein gesehen, gewiss ein Fehler von mir.

Das hatte ich schon in der ersten Woche im Krankenhaus erkannt und mir Sätze im Kopf zurechtgelegt, wie ich es ihr mitteilen kann. Oder besser: beibringen kann. Ich konnte ihr ja nicht auf Dauer verschweigen, dass ich eine Erbkrankheit habe, die unheilbar ist und an der man sterben kann. Meine Idee war, dass ich ihr nächstes Mal, wenn wir uns wiedersehen, einen Prospekt aus dem Krankenhaus mitbringe, in dem Mukoviszidose beschrieben wird. So nach dem Motto: „Du, sorry, das hab ich auch."

Zugegeben, nicht sehr kreativ und auch nicht sehr aufrichtig. Aber ich hatte einfach unglaublich große Angst, von Martina, von Frauen überhaupt, nur noch als Mensch mit einer Krankheit gesehen zu werden und nicht als Mann.

Männer wollen keine Schwäche haben.

6

Todessehnsucht

Als ich aus England zurückkam, lautete die Diagnose „Brustfellentzündung“. Diese ließ sich nur ganz schwer feststellen, weil sie sich zwischen den Lungenflügeln festsetzte und letztlich eine Folge der Embolisation war.

Meine größten Probleme aber waren die Schmerzen und das Herzrasen. Um diese Symptome zu behandeln, musste ich noch eine Zeit lang in der Tiefenau-Klinik auf meiner altbekannten Station O1 (Ost 1) bleiben.

Noch einmal die Krankenhausluft, das Krankenhausessen, die ganze Krankenhausatmosphäre. Ich hatte darauf einfach keine Lust mehr.

Und eines Nachts, es war zwischen dem dritten und dem vierten Tag, fiel bei mir der Groschen. Schon seit geraumer Zeit spielte ich mit dem Gedanken, warum ich mir all das überhaupt noch antue. Deshalb entschloss ich mich, ohne Betrübnis, diesem Spuk ein Ende zu setzen.

Ich begann, was am Ende nicht von Erfolg gekrönt war, in der Bibel nach Ausreden zu suchen, die es einem

Menschen in einer Krisensituation, in der ich zweifellos war, erlauben würden, dem Leben eigenhändig ein Ende zu setzen.

Zu sterben.

Mit meinem Zutun.

Nicht irgendwann, sondern schon bald.

Ich besprach das Thema daraufhin mehrmals mit einem befreundeten Pfarrer, allerdings so, dass er nicht auf die Idee kommen könnte, dass das auch für mich eine Option ist. Ein Gespräch in der dritten Person.

In meinem Kopf debattierten die Gedanken über die beste und angenehmste Methode. Ich dachte daran, Luft in die Vene zu lassen, wobei mir dabei die Gefahr zu groß war, statt einem Herzstillstand einen Hirnschaden davonzutragen – was ich tunlichst vermeiden wollte.

Zufällig besuchten mich in dieser Zeit völlig unabhängig voneinander verschiedene Personen, die sonst nie ins Krankenhaus kamen. Die einen erzählten mir, dass sie sich all das, was ich mitgemacht hatte, niemals bieten lassen würden. Und das sie selbst in einem solchen Fall bereits alles mit einer Sterbeorganisation wie Exit abgesprochen hätten. Das hatte ich auch, aber es kostet 900 Franken und ich hätte einen Angehörigen als Zeugen mitbringen müssen. Die anderen erzählten, dass Suizid ein persönliches Freiheitsrecht sei. Eine verwandte Person brachte mir sogar einen Prospekt der umstrittenen Sterbehilfsorganisation Dignitas mit. „Menschenwürdig leben, menschenwürdig sterben“, stand darauf.

Zugegeben, ich konnte all das in meiner damaligen Situation durchaus verstehen. Ich suchte ja selbst nach dem bequemsten und schnellsten Ausweg aus dieser aussichtslosen Lage. Bis mir eines Tages eine Pflegerin, völlig aus dem Zusammenhang gerissen, die Lösung brachte, als wir über die Wirkung einer spezifischen Elektrolyt-Ampulle sprachen, die auf der Station verwendet wurde. Über die tödliche Wirkung bei Überdosierung!

Da horchte ich auf.

Die Sache war scheinbar geritzt. Jetzt musste ich nur noch an diese Medikation herankommen, was sich im Nachhinein erstaunlicherweise als sehr, sehr einfach erwies.

Ich wusste, wo die Ampullen lagerten, die den Herzmuskel lahmlegten und einen sanften Tod versprachen.

Eine Zeit lang schlich ich um den Medikamentenschrank herum. Ich blickte mich um. Niemand war zu sehen. Daraufhin schnappte ich mir eine Packung, steckte sie in die Tasche meines Morgenmantels und verschwand auf meinem Zimmer.

Es war an der Zeit zu gehen.

Die traurige Geschichte des Zwillingsbruders Markus

Hänni aus Toffen bei Bern in der Schweiz sollte an dieser Stelle ein für allemal enden.

Aber jemand hatte etwas dagegen, dass ich die Bühne verlasse. Der Selbstmordversuch ging schief. Zum Glück.

❖

Am nächsten Tag besuchte mich meine Mutter und ich war noch gar nicht ganz bei mir, noch ziemlich neben den Schuhen. Ich erzählte ihr was vergangene Nacht passiert war.

Dann ging ich in den Hörsaal der Tiefenau-Klinik, setzte mich an den Flügel und spielte. Das hatte ich früher auch schon oft gemacht. Manchmal kamen Leute dazu und lauschten mir.

Meine Hausärztin, die sich wie immer netterweise auch um meine Seele kümmerte, kam vorbei. Ich gab ihr die restlichen Ampullen. Sie steckte sie in ihre Arzttasche und schüttelte nicht mal den Kopf.

Danach begann die Zeit der Besserung.

Keine Stunde ist ungeschminkter und intimer und konsequenter als die Stunde des Sterbens.

Aber sie war noch nicht gekommen.

Da saß ich also am Flügel und spielte mit den Engeln.

Klavier spielen fördert nachweislich die Verbindung zwischen den beiden Gehirnhälften. Musik hat eine bedeutende Wirkung auf den Gesundheitszustand des Menschen, sowohl auf psychische als auch auf physische Art.

Musik verbessert die Durchblutung in gewissen Bereichen des Gehirns, was mittels EEG nachgewiesen werden kann. Das wirkt sich positiv auf die Konzentrationsfähigkeit und Disziplin aus und führt zudem zu einem besseren Erkennen von Zusammenhängen.

Ich saß am Flügel und spielte und wurde rot, weil eine andere Patientin mir Komplimente machte. „Mein Sohn hat auch immer für mich gespielt", sagte sie, „aber jetzt ist er ausgezogen und wohnt in Amerika. Es ist so leise bei mir seither."

Klavierspielen ist die ideale Therapie für Menschen, die an psychosomatischen Störungen leiden wie Burnout, Stress, innere Unruhe, Nervosität, Angstgefühlen.

Ich saß am Flügel und spürte, wie gut mir das Spielen und der Klang des Pianos tat.

Wenn ich heute auf diese Zeit zurückblicke, bin ich dankbar, dass mir das Leben durch ein Wunder neu geschenkt wurde. Was für eine Chance.

Ich setze mich hin und will alles aufschreiben. Vom Glück zu leben! Doch meine Gedanken wandern ganz woandershin.

An meine Liebe!

Du hast das Feuer der Liebe und die Sehnsucht nach dir in meinem Herzen entfacht. Für mich ist die Liebe ein von Gott gegebenes Geschenk.

Ich bin mir durchaus bewusst, dass Worte allein nie genügen, um dir meine wahre Liebe zu zeigen. Du bist mir enorm ans Herz gewachsen, hast mir schon schlaflose Nächte gebracht und meine Gedanken werden wie von einem Magnetfeld, dessen Pol du bist, angezogen. Ich habe das Gefühl, als ob sich die Ordnung des Universums neu arrangiert und du das neue Zentrum bist, um das sich alles Bestehende dreht. Du bist für mich aber nicht bloß der Polarstern oder die Sonne. Nein, du bist für mich das Schönste und Genialste, was die Schöpfung zu bieten und je hervorgebracht hat.

Ich will dir Liebe geben, ohne etwas zurückzuerwarten. Denn Liebe ist bedingungslos und mag alles ertragen.

Es ist, als ob Tausende von Leuten vor mir stehen und ein Lichtstrahl vom Himmel aus leuchtend auf dich zeigt und dich aus dieser Menge auserkoren hat. Und ich fühle mich, als wäre ich auserwählt worden, dich zu lieben. Es scheint mir, als ob der pure Gedanke an dich mich ernährt.

Meine Liebe für dich ist so mächtig und stark, dass ich den Eindruck habe, Wälder mit meiner bloßen Hand roden zu können oder innerhalb weniger Stunden den höchsten aller Berge besteigen zu können, solltest du dort oben stehen und auf mich warten.

Du bist ein wahres Königskind, eine Prinzessin.

Jeder Tag schmerzt, an dem ich dich nicht sehen und hören kann. Meine Gedanken sind fortwährend bei dir und mein Wunschtraum ist es, für dich da zu sein. Denn ich habe dich in mein Herz geschlossen und möchte dir die Sterne vom Himmel holen.

Du schenkst mir Flügel, lässt mich in Gedanken schweben. Deine hinreißenden und bezaubernden Augen lassen mich träumen. In deinem Gesicht erkenne ich, wie sich körperliche Schönheit mit der Schönheit deiner Seele verbindet.

Ich will aus tiefstem Herzen all meine Worte in die Realität umsetzen.

Momentan tanzen Schmetterlinge in meinem Kopf. Barbara! Sie hat mir geantwortet! Was für ein großes Glück! Wir sehen uns jetzt oft, fast jeden Tag. Keine Minute möchte ich mehr ohne sie sein.

7

Sterbenskrank und lebenslustig

Manche haben womöglich das Gefühl, dass ich vielleicht zu egoistisch bin und mitunter selbstverliebt. Aber muss man nicht von einer Sache absolut überzeugt sein, wenn man sie anpackt? Wer in einen Wettbewerb geht und keine Aussicht auf den ersten Platz hat, muss gar nicht erst teilnehmen. Wichtig ist, dabei immer sympathisch und korrekt zu bleiben, während man sich gut verkauft.

Ich bin einer, der sich gern auf die Bühne begibt. Einer, der sich verwandelt, der es liebt, für andere zu spielen. Mal schlüpfe ich in die Rolle des schwermütigen „Nero Depressivo“, dann in die des Draufgängers „Murat Seichamura“.

Ich bin ein Witzbold und möchte andere zum Lachen bringen. Meinen ersten Auftritt als Laienschauspieler hatte ich 2006 als Wachsoldat in einem Ostermusical unserer Kirchengemeinde. Damals erkannte ich, dass ich, um auf der Bühne gut zu sein, eine Vision brauche, und auch, dass ich nicht in irgendeinem Theater in irgendeine anonyme Rolle schlüpfen möchte.

Ich erinnere mich an das Bühnenstück „ICF Bern sucht den Superstar". ICF ist die evangelische Gemeinde, in der ich sehr aktiv bin. Ich spielte den Kandidaten einer Musik-Castingshow, der nicht singen kann. Mir wurde dabei klar, dass in solchen Talentshows im Fernsehen Personen teilnehmen, die von ihren Fähigkeiten überzeugt sind, sich aber offen blamieren, weil sie nicht wissen, wo ihr eigentliches Talent liegt.

Man erlebt nur dort Befriedigung, wo man seine von Gott gegebenen Talente auch mit Freude und Begeisterung zu seiner Ehre einsetzt.

Vergangene Weihnachten habe ich die große „Xmas Night" in Bern mit organisiert und die Texte zum Musical „Warm Feet – Warm Heart" geschrieben. Zu jeder Vorstellung waren 600 Gäste da. Was für ein wunderbarer Erfolg! Das Theaterstück zeigt das Weihnachtsfest der Familie Stiefel mit ihren Hochs und Tiefs, dem Stress und hektischen Verwandtenbesuchen. Die Zuschauer sollten sich fragen: Für was steht Weihnachten? Steht es für Einkäufe und Traditionen oder sollte es, wie eigentlich gedacht, eine Zeit der Besinnung und ein Fest der Freude über die Geburt von Jesus Christus sein?

Manchmal träume ich davon, irgendwann ein Stück für ein richtig großes Schauspielhaus oder ein internationales Musicaltheater zu verfassen. Das klingt in etwa so absurd wie die mögliche Besteigung des Mount Everest mit einer 25-prozentigen Lungenfunktion, aber der Traum lässt mich nicht los.

Also lasse ich ihn zu.

Künstler sind meistens keine einfachen Menschen. Künstler mit Mukoviszidose vielleicht erst recht nicht. Und es ist gut, wenn einem das immer wieder einmal von vertrauensvollen Menschen gesagt wird.

Einer meiner wichtigsten Mentoren, Kritiker und Kopfwäscher ist mein Freund aus Bern, Pastor Chlöisu Burkhalter. Ich erinnere mich gerne an den Tag, an dem wir uns kennengelernt haben:

Das war etwa vor etwa acht Jahren. Ich glaube nicht, dass er mich damals richtig wahrgenommen hat, als ich als Besucher in die Kirche kam. Erst Monate später, als ich gefragt wurde, ob ich beim Theater mitmachen möchte, kamen wir enger zusammen.

„Weiß noch genau", sagt Pastor Chlöisu, „wie du 2006 eine Nebenrolle übernommen hast, und ich erkannte, was du alles kannst."

Aber kurz danach wurde ich wieder einmal krank und musste für zwei Wochen ins Krankenhaus. Mein Pastor besuchte mich, saß bei mir am Krankenbett. Damals begann sich unsere intensive Beziehung zu entwickeln, damals ist der Funke gesprungen. Seither arbeite ich in der Gemeinde aktiv mit, leite Gruppen, schreibe und organisiere Theaterstücke.

„Eines deiner größten Talente", so Pastor Chlöisu, „ist dein Gespür, in bestimmten Situationen genau das Richtige zu tun. Sei es, den passenden Text zu schreiben oder die beste Musik auszuwählen. Du kannst dich gut in andere Menschen hineinversetzen – und genau das ist eine große kreative Leistung, die du anderen voraushast."

Dabei spielt meine Lebensgeschichte sicher eine große Rolle, weil ich vielleicht besser als andere mitfühlen kann, wenn Menschen in Not sind.

Natürlich habe ich meinen Pastor auch gefragt, was sich der liebe Gott dabei gedacht hat, gerade mir diese Lebensaufgabe Mukoviszidose aufzuerlegen. Seine Antwort war so beruhigend, weil sie so ehrlich war: „Markus, wenn ich das nur wüsste, warum es immer die Guten trifft. Aber ich bin davon überzeugt, dass Gott mit jedem Mensch einen Weg geht. Und die Strecke, die er für den Einzelnen herausgesucht hat, ist sehr unterschiedlich. Ich könnte mir vorstellen, dass das damit zu tun hat, dass die Menschen in dem, was sie sind, immer ein Segen für andere sein sollen. Man stellt sich mit dieser Gewissheit nicht mehr die Frage, warum es gerade mich so krass und unbarmherzig trifft, sondern wie andere davon profitieren können."

Warum bin ich hier?

Sicherlich nicht, um Mitleid zu erwecken. Vielleicht bin ich anderen sogar ein Stück voraus. Weil ich früh erkannt habe, was jeden einzelnen Tag unendlich kostbar macht.

Wenn man mehr als genug von etwas hat, wird es schnell langweilig, und man kann sich oft nicht so richtig daran freuen. Aber die letzte Scheibe Brot – hungrig, nach einer langen Wanderung –, die genießt man ganz besonders. So geht es mir mit den glücklichen Stunden in meinem Leben. Aus der Schwäche wird eine Stärke!

Und ich habe mir vorgenommen, anderen von dieser Freude zu erzählen und meine Begabungen für sie einzusetzen, soweit ich es vermag: Theaterspielen, Spaß verbreiten, Menschen begeistern – das ist genau meins. Sicherlich gibt es bessere Schauspieler und Regisseure, aber es kommt auch nicht darauf an, dass immer alles perfekt wird.

Mit der Meinung, dass „für andere da sein“ die beste Lebensaufgabe ist, stehe ich im Übrigen nicht allein da. Dafür, dass Gott sich nicht nur die „Superhelden“ aussucht, gibt es auch prominente biblische Beispiele. Moses zum Beispiel ging 40 Jahre aus Ägypten weg in die Einsamkeit, ehe ihn Gott dazu berief, sein Volk zu führen. Er wollte eigentlich nicht, glaubte, dass er der Aufgabe nicht gewachsen sei, andere es besser könnten. Aber Gott wählte ihn trotzdem aus.

Bei Abraham, Joshua und David war es genauso. Sie fühlten sich schwach und wurden trotzdem ausgewählt. Es ist ein grundbiblisches Prinzip, mit all dem, was ich kann, das Beste zu geben.

Was kann einer tun, der wie ich schon mehr als einmal mit einem Bein im Grab stand …? Fröhlichkeit und Hoffnung verbreiten! Zuhören, aber auch mal provozieren, andere wachrütteln. Das will ich!

In einer Zeit, in der Gott für viele immer unwichtiger wird, gleichzeitig aber die Sehnsucht nach Halt im Leben wächst, will ich denen Mut machen, die verzweifelt nach einem Sinn für ihr Leben suchen.

Sinn finden. Gar nicht so einfach. Als erstes muss ich mir klarmachen, dass es nicht nur darum geht, dass ich mich selbst verwirkliche. Wenn ich glaube, dass ich der

Mittelpunkt der Welt bin, sehe ich den anderen nicht. Aber Gott hat uns Menschen zur Gemeinschaft geschaffen und bestimmt. Das hat zur Folge, dass man zwangsläufig vereinsamt, wenn man sich nur um sich selbst dreht. Diese Vereinsamung ist sogar statistisch erfasst. Allein in Bern sind 52 Prozent aller Wohnungen an Einzelpersonen vermietet.

Ein anderes großes Problem ist der Verfall der Werte in unserer Gesellschaft. Ständig werden bestehende Werte hinterfragt, gleichzeitig suchen wir nach ihnen, weil wir dringend einen Halt brauchen. Wir denken, dass wir tun und lassen können, was wir wollen, übersehen dabei aber, was das Richtige für uns ist, was uns wirklich weiterbringt.

Gemeinschaft und Werte, darum geht es. Mit und ohne Mukoviszidose.

Was heißt es, das Leben zu nutzen? Was gibt uns wirklich Halt, Freude und Kraft? Ja, das Leben ist zu kurz, um es nicht in vollen Zügen auszukosten und bewusst zu verbringen.

Vor lauter „Machen" entdecken wir nicht die schönen Dinge am Wegesrand.

Es gibt so vieles, was einen glücklich machen kann – und wir gehen einfach achtlos daran vorbei.

Wer wie ich schon viele Tage krank im Bett verbringen musste und nur aus dem Fenster starren, vom wahren Leben nur träumen konnte, der freut sich über jede Stunde, die anders verläuft. Was für ein Glück, wieder aufstehen zu dürfen! Jeden Tag müssen wir genießen. In vollen Zügen Leben atmen. Was für ein Glück hinauszugehen, den Frühling, einen neuen Aufbruch zu spüren.

Solange der Körper funktioniert, alles in Ordnung ist, fällt es uns nicht auf, wie gut es uns geht. Dann aber spüren wir ein leichtes Ziehen im Rücken oder wir bekommen starken Husten. Und das Leben wird von einem Moment zum anderen kompliziert, mühselig, schmerzhaft. Wir jammern und klagen. Warum muss das mir passieren? Und ausgerechnet jetzt! Das passt überhaupt nicht! Wie schnell sind wir dabei, unsere Lage zu verwünschen?

Wer wie ich über lange Zeit bei jedem Atemzug Schmerzen hatte, wer gemerkt hat, wie „dünn" die Luft zu Atmen manchmal ist, der gewinnt eine neue Sicht aufs Leben. Ich habe gelernt, mich über jeden Tag, an dem ich keine Beschwerden habe, riesig zu freuen. Was für ein Glück ist es zu leben!

Wieder und wieder denke ich: Was, wenn heute mein letzter Tag wäre?

Wen würde ich noch einmal sehen wollen? Mit wem würde ich sprechen? Um was würde ich trauern? Und wer würde um mich weinen?

Es ist gut, sich das immer wieder einmal vor Augen zu führen. Denn damit wird klar, was im Leben wirklich wichtig ist. Welche Menschen mir etwas bedeuten. Welchen Schritt ich als Nächstes unbedingt tun sollte.

Natürlich kann es sein, dass ich noch viele Jahre vor mir habe. Aber es kann auch jeden Augenblick zu Ende sein.

Man sagt, im Angesicht des Todes würden manche klug. Ich glaube, wir sollten früher mit dem Nachdenken beginnen. Denn es gibt so viele Chancen, die man einfach nicht vorüberziehen lassen sollte.

Es ist für mich gut zu wissen, dass am Ende des Lebens nicht nur Dunkelheit ist. Dass es nicht vorbei ist. Dass es weitergeht. Sicherlich wird es anders, als ich es mir vorstelle. Aber ich bin mir sicher, dass es noch mehr gibt als das, was wir hier auf Erden sehen und erleben können. Der Glaube an die Auferstehung ist etwas Wunderbares. Er macht es leichter, im Hier und Jetzt das eine oder andere zu ertragen oder zumindest gelassener zu sehen. Der Tod hat keinen Schrecken mehr, wenn ich weiß, dass er nicht das Ende ist.

Das alles klingt sicherlich fremd für den, der nicht

glaubt. Auch die Jünger konnten zunächst nicht fassen, was ihnen Jesus über den Himmel erzählt hat. Als er an Karfreitag starb, war alles düster. Es gab keine Hoffnung mehr. Hinter dem Horizont ging es nicht mehr weiter. Alle großen Träume von einem neuen Aufbruch waren gestorben. Der Vorhang im Tempel riss mitten entzwei. Mit dem schweren Stein vor seinem Grab wurde das Endgültige scheinbar besiegelt. Doch es kam anders. Am Ostermorgen brach eine neue Welt an: Jesus lag nicht mehr in seinem Grab. Was er vorhergesagt hatte, was erst keiner glauben konnte, war eingetreten. Der Tod hatte nicht das letzte Wort. Er ist besiegt. Und Jesus ist nach wie vor unterwegs. Auch heute.

Heilung

Einer meiner besten Freunde ist Joel. „Erinnerst du dich noch daran, als wir uns zum ersten Mal gesehen haben?", frage ich ihn. „Klar", meint er, „das war 2004 im ICF! Pastor Chlöisu hat mich gebeten, für dich zu beten. Ich weiß noch, wie wir dir die Hände aufgelegt haben, verbunden mit der Hoffnung, dass Gott etwas bewirkt."

„Ja", sage ich „das hat mir damals total gutgetan und ich hatte auch große Hoffnung. Aber Gott ist ja keine Maschine, die auf Knopfdruck reagiert."

Joel nickt und sagt: „Das mit der Wirkung von Gebeten ist natürlich eine schwierige Geschichte, die wir auch in den letzten Jahren oft diskutiert haben. Ich glaube dennoch daran und bete sehr gern. Und ich sehe, wie stark Gott in dir und durch dich wirkt. Auch durch diese Krankheit. Du hast dich in den letzten Jahren stark verändert, bist nicht mehr so schüchtern und in dich gekehrt."

Das liegt auch an ihm, glaube ich. Joel hat mich immer ermutigt, Vollgas zu geben, auch mal den Spaßmacher richtig rauszulassen, Macher, Visionär zu sein. Aber auch nachdenklich zu werden.

„Vor allem bewundere ich es, wie du immer versuchst, alle Leute zu verstehen – sogar die Frauen!", sagt Joel, „Deshalb nenne ich dich auch oft den Frauenversteher! Du hast ein großes Herz!"

Ich muss lachen.

Diesmal ist es nicht mein „Schutzlächeln", auf das mich Joel einmal sehr ehrlich angesprochen hat. Es ist ein fröhliches, echtes Lachen.

Das war nicht immer so. Als ich Joel das erste Mal von meinem Selbstmordversuch erzählte, lächelte ich ständig dabei! Darauf sagte Joel: „Du musst nicht immer lustig sein! Du kannst auch Sachen deutlich beim Namen nennen. Und das ist nicht lustig, sondern ernst und gravierend."

Seitdem ist das Dauergrinsen auf meinem Gesicht verschwunden.

Warum?

Sie haben für mich gebetet. Um Heilung, für die ich selbst auch jeden Tag bete. Heilung bedeutet, dass mein Gendefekt aufgehoben wird. Ein Eingriff in die Schöpfung?

Bisher habe ich immer nur erlebt, dass jemand von Alpträumen geheilt wurde oder von Kopfschmerzen. Nie jedoch, dass ein Querschnittsgelähmter von seinem Rollstuhl aufgestanden oder dass jemand ein amputierter Arm nachgewachsen ist. Da fragt man sich schon, warum.

Ist unser Glaube zu klein? Würde es funktionieren, wenn jemand zu Gott sagt: „Ich faste jetzt so lange, bis das defekte Gen von Markus wieder in Ordnung ist"? Ich weiß es nicht. Gott lässt sich nicht kaufen.

Trotzdem bete ich so oft und so intensiv ich kann. Mein Leben ist eine ständige Auseinandersetzung, verbunden mit großer Disziplin. Es gibt Tage, an denen hadere ich mehr als an anderen und frage Gott auch direkt, was jetzt los sei, wie lange er noch mit der Heilung warten will. Immerhin tickt bei mir die Uhr und ich weiß nicht, wie lange ich noch zu leben habe. Kein Mensch weiß, wann es für ihn zu Ende geht.

Theoretisch könnte Gott mit dem Finger schnippen und ich wäre gesund. Nur ein Wort vom ihm, und ich wäre gesund.

Ich halte es mit Mark Twain, der einmal schrieb: „*Die meisten Menschen haben Schwierigkeiten mit den Bibelstellen, die sie nicht verstehen. Ich für meinen Teil muss zugeben, dass mich gerade diejenigen Bibelstellen beunruhigen, die ich verstehe.*"

Und ich weiß tief in meinem Herzen: Gott wird es schon gut machen. So, wie er denkt, dass es gut ist.

Warum bin ich krank?

Vielleicht nur deshalb, weil ich so eine Pflegerin aus dem Krankenhaus kennengelernt habe. Bis dahin wollte sie nichts von Gott wissen. Ich habe sie in die Kirche eingeladen. Sie ist zum Glauben gekommen. Vielleicht ist meine Krankheit nur dazu da, dass wir zwei uns getroffen haben, die Pflegerin und ich. Vielleicht deshalb, damit ich ab und zu Menschen in besonderer Weise ansprechen kann.

Sicher, das wäre eigentlich ein bisschen viel Aufwand für einen einzigen Menschen. Aber möglicherweise kommen noch andere dazu. Sicherlich weiß ich von einigen momentan überhaupt nichts. Ich will ein Segen sein!

Unser aller Leben ist eine große Baustelle.
Ein einziges *Ja* zur Veränderung reicht.

Herr, hier stehe ich und ich möchte mit dir
mein Leben gestalten.
Das Leben, das ich dir anvertraue.
Ich bitte dich, dass du mich heil machst.
Dass du die Last von mir nimmst,
die ich mit mir herumtrage.
Auf diesen Moment habe ich so lange gewartet.
Amen.

8

Wer bin ich eigentlich?

Markus Hänni, klar. Aber wer bin ich wirklich? Eine solche Frage kann eigentlich nur ein guter Freund beantworten.

Patrick Fankhauser ist einer meiner ältesten und treuesten Freunde. Mein bester Freund. Er begleitet mich, mein Leben, meine Krankheit seit vielen Jahren. Wir haben uns in England kennengelernt. Er war etwa 20 Jahre alt und kam, um die Sprachkenntnisse für sein Studium zu vertiefen.

Ich habe ihn vor einiger Zeit gebeten, mir in einem Brief zu schreiben und mir zu sagen, wie er mich erlebt. Als ich seine Antwort zum ersten Mal las, war ich zu Tränen gerührt. Denn er schreibt nicht nur über unsere Freundschaft. Es ist viel mehr: eine Hommage an das Glück, die Zufriedenheit und darüber, wie man sich manchmal ohne viele Worte versteht:

Lieber Markus,

ich weiß noch genau, wie mich die englische Dame damals bei meiner Ankunft an der verschnörkelten, roten Haustür herzlich begrüßte. Du kamst gerade die Treppe vom oberen Stockwerk hinunter. Du hast über das ganze Gesicht gelacht und mich begrüßt. Deine warme und freundliche Ausstrahlung war das Erste, was mir an dir auffiel. Wir kamen sofort ins Gespräch. Dabei fanden wir heraus, dass wir beide Schweizer sind und nicht weit voneinander leben. Wir konnten über die gleichen Sachen und Situationen lachen und verstanden einander auf Anhieb. Es mag vielleicht ein bisschen komisch klingen, aber es fühlte sich bereits nach dem ersten Treffen so an, als würden wir uns schon eine Ewigkeit kennen. Von da an verbrachten wir beinahe jede freie Minute in England zusammen und sahen uns auch später noch sehr oft.

Nach einiger Zeit kamen wir uns auch so näher, dass wir uns gegenseitig Gefühle, Ereignisse und Situationen anvertrauen konnten, die uns momentan oder auch schon länger beschäftigen.

Markus, du bist ein Mensch, der andere gern glücklich macht und sie auf irgendeine Art überrascht. Ich erinnere mich, wie du damals in England eine Freundin und mich einen Abend lang entführt hast, ohne uns genau zu sagen, wohin du mit uns gehen willst oder was du mit uns vorhast!

Nach einem schönen Abendessen mussten wir in die Londoner U-Bahn steigen, bis du das Zeichen gabst auszusteigen. Unterdessen war es bereits dunkel geworden und als wir von der Untergrundbahn wieder an die frische Luft kamen, standen wir vor einem riesengroßen Gebäude, an dem tausende von Lämpchen funkelten und strahlten. Es war das Gebäude, in dem das Musical Billy Elliot *aufgeführt wurde. Du zücktest drei Eintrittskarten und ludst uns zur Vorstellung ein. Das zeigte mir deine grenzenlose Großzügigkeit, Gutmütigkeit und deine Freude, anderen eine Freude zu bereiten.*

Und mir kommt noch etwas in den Sinn, was typisch für dich ist. Eigentlich war es eher eine tragische Geschichte, weil ich dich einmal dringend in die Klinik fahren musste. Ich war gerade auf einem Familienfest. Plötzlich klingelte mein Handy, und du warst dran. In aller Seelenruhe fragtest du mich, ob ich dich mal eben ins Krankenhaus fahren könnte. „Ich blute aus dem Mund und bin gerade ziemlich kraftlos“, sagtest du, als ginge es um einen Schnupfen!

Selbst in den schlimmsten Momenten behältst du immer die Ruhe und denkst zuerst nach, bevor du handelst.

Ich lieferte dich auf der Notfallstation ab.
Du lächeltest dabei dein Schutzlächeln.

Ich schätze deine Ehrlichkeit, deinen Glauben an das Leben, deine Überzeugung und Hoffnung, deine positive Ausstrahlung, Geduld und deinen Kampfgeist.

In unseren Gesprächen ist deine Krankheit und dein momentanes Befinden ein wichtiges Thema. Dabei bewundere ich immer, was für ein Kämpfer du bist, was deinen Gendefekt angeht. Das sieht man vor allem daran, dass du nie versuchst, die Krankheit zu akzeptieren oder ihr einen allzu großen Platz in deinem Leben zu gewähren. Deshalb bist du kein Mensch, der seine Leiden jedem anvertraut.

Sogar bei mir brauchtest du ja eine gewisse Zeit, bis du endlich den Mut hattest, mir davon zu erzählen. Ich weiß noch, wie deine Stimme zitterte. Und ich konnte fühlen, dass dir die Worte nicht leicht über die Lippen kamen. Die Angst vor meiner Reaktion war deutlich zu spüren. Du warst sichtlich erleichtert, als ich dir auf die Schulter klopfte und sagte, dass du für mich immer derselbe sein wirst.

Und ich hoffentlich auch für dich.

Wie du weißt, bin ich vor acht Jahren als Beifahrer in einen Autounfall geraten und habe seither eine körper-

liche Behinderung. Nach der schweren Wirbelsäulenverletzung musste ich sieben Monate rehabilitiert werden. Durch ein Wunder kann ich heute wieder gehen, habe aber strenge Auflagen von meinen behandelnden Ärzten bekommen, wie ich mich im Alltag bewegen muss. Wenn ich meine körperlichen Grenzen überschreite, brauche ich einen Schub Morphium, damit sich die Schmerzen in Grenzen halten. Mein Leben veränderte sich durch den Unfall komplett. Ich war immer eine sehr sportliche Person. Heute darf ich keinen Sport mehr treiben.

Was auch schwer war: Viele Freunde, für die ich einmal durchs Feuer gegangen wäre und für die ich alles gemacht hätte, haben sich von diesem Zeitpunkt an nie mehr gemeldet. Ich weiß, dass auch eine gewisse Angst vor der Realität bei diesen Freunden da war und ist. Aber wenn sie mich nun seit so vielen Jahren wieder einmal sehen, wenden sie sich schon fast von mir ab. Das macht traurig. Dafür habe ich durch den Unfall neue Freunde gewonnen, aber auch Freunde erkannt, die bis heute wirklich zu mir stehen. Markus, du bist einer dieser Freunde. Du weißt, wie schwer das alles war, als meine damalige Freundin bei diesem Unfall ums Leben kam.

Was habe ich als Gesunder von dir und deiner Erkrankung gelernt? Vor allem Geduld und Durchhaltevermögen. Und die Erkenntnis, dass nach der Dunkelheit immer wieder ein Licht kommt. Irgendwann hat auch der längste Tunnel ein Ende. Man darf einfach nie aufgeben, sonst bleibt man stecken. Und noch etwas habe ich von dir gelernt: sich nicht dauernd selbst in allem zu bemitleiden, sondern auch über seinen Schatten springen und Hilfe annehmen zu können, obwohl man das Gefühl hat, dass es peinlich oder gar rufschädigend sein könnte. Was es im Nachhinein sowieso nie ist.

Deine größte Stärke aber ist der Glaube an Gott, an ein Leben nach dem Tod. Ein Leben ohne Schmerzen, ohne Krankheit und ohne Kummer. Deine Stärken liegen auch darin, immer das Gute im Menschen und in der Welt zu sehen. Besonders deinen ehrgeizigen Willen, etwas auf dieser Welt zu verändern und Gutes zu tun, bewundere ich sehr!

Patrick

Leben atmen!

Heute gehe ich wandern. Schritt für Schritt aufwärts. Hinauf zum strahlend blauen Himmel, vorbei an schroffen Felsen und vereinzelten Gräsern. An manchen Stellen bleibe ich stehen, staune über diesen Tag. Die Luft duftet nach Frühling und nach Freiheit. Ich lebe!

Während ich ganz allein durch die Berglandschaft wandere, blicke ich zurück. Ja, mein Leben verlief bislang nicht immer glücklich. Es gab mehrmals den Punkt, an dem ich einfach nicht mehr weiter wollte. Momente, in denen ich verzweifelt dachte: *Hoffentlich ist jetzt Schluss.* Gerade dieses Gefühl des scheinbaren Ausgeliefert-Seins im Angesicht der tödlichen Krankheit raubt einem oft den letzten Mut. Dann stellt sich mir immer wieder die Frage nach dem Sinn. Und es gibt für den Moment keine Antwort – warum ich?

Heute denke ich wieder nach vorne. Aber nicht in Jahren oder Jahrzehnten, sondern eher von Monat zu Monat. Wie beim Wandern gehe ich Schritt für Schritt voran.

Ich klettere über einen Felsen, stelle mich ganz nah an den Rand und genieße den Blick!

Es gibt auch jetzt noch Tage, an denen ich mehr als an anderen mit meinem Schicksal und meiner Krankheit hadere. Doch ich bin davon überzeugt, dass Gott mit jedem Menschen einen Weg geht. Auch mit mir. Der Weg des Einzelnen ist dabei immer unterschiedlich.

Und es sind nicht nur die Siege, die einen voranbringen.

Weil ich weiß, dass es einen gibt, der mich am Ende meiner Tage in seiner bergenden Hand auffängt, kann ich gelassen sein. Diese Welt ist nicht mein einziges, wahres Zuhause. Eine viel bessere Welt wartet auf mich, noch strahlender und frischer als die Postkartenlandschaft hier in den Schweizer Bergen.

Auch wenn viele Wege auf den ersten Blick verstellt sind, zu steinig wirken oder anscheinend im Nichts enden, kann ich das Gute im Blick behalten. Denn ich bin nicht alleine unterwegs. Gott ist bei mir und schenkt mir immer wieder Zuversicht, einen neuen Anfang. Hier. Und in alle Ewigkeit.

Dieses „Getragensein" im Glauben gibt mir auch die Kraft, Dinge verändern zu wollen. Und wenn noch so viele sagen: „Du schaffst es nicht", weiß ich, dass Glaube manchmal auch Berge versetzen kann. Es gibt eben mehr als das Sichtbare. Ein anderes Leben, voller Hoffnung. Ein Leben, das selbst mit dem Tod nicht endet. Das glaube ich.

Jeden Tag in meinem Leben empfinde ich als Geschenk, zumal ich nicht weiß, wie viele es noch werden. Doch heute ist ein wunderbarer Tag.

Leben atmen.

Weitergehen.

Schritt für Schritt.

An Gottes Hand.

9

Familienbande

Meine Familie – was haben wir nicht alles gemeinsam erlebt und überlebt! Buchstäblich. Wir haben miteinander geweint und gelacht, gelitten und gehofft.

Deshalb möchte ich mich heute auch an sie erinnern und von ihnen erzählen: von meiner großen Schwester und meinen zwei Brüdern. Von unserer Familienbande.

Thomas

Thomas, mein Zwillingsbruder, hat auch Mukoviszidose. Manchmal beneide ich ihn, weil er einen verantwortungsvollen Teilzeitjob hat. Und: Obwohl wir fast eine identische Lunge haben, bin ich anfälliger für Infektionen.

Auf der anderen Seite sind wir auch sehr verschieden. Vielleicht kann man es so ausdrücken: Thomas funktioniert eher indirekt, ich direkt. Er schweigt des öfteren, ich bin lösungsorientierter.

Wenn man meinen Bruder fragt, was uns unterscheidet, dann sagt er manchmal, dass ich der Partygänger von uns beiden sei, während er es sich lieber mal auf der Couch zu Hause bequem macht. Aber „Partygänger“ klingt so, als würde ich nächtelang in irgendwelchen Clubs herumhängen, was natürlich nicht stimmt. Ich will es mal so sagen: Ich bin vielleicht ein bisschen kommunikativer und gehe schneller auf andere zu.

Thomas ist seit etwa einem Jahr mit einer wundervollen Frau verheiratet. Anders als in der Beziehung meines Bruders Matthias, zu dem ich noch komme, wusste sie von Anfang an, dass er Mukoviszidose hat.

Früher, bis Thomas und ich etwa 18 Jahre alt waren, konnte uns Brüder nichts trennen. Wir waren ein Herz und eine Seele, haben fast alles zusammen gemacht, unterstützten uns gegenseitig. Meistens wussten wir, was wir einander sagen wollten, ganz ohne Worte. Wir hatten sogar eine Art eigene Sprache entwickelt, die nur wir zwei verstanden. Ein paar Begriffe weiß ich bis heute, verrate sie aber natürlich nicht.

Typisch Zwillinge eben.

Umso schlimmer war es für mich, wenn ich ins Krankenhaus musste und er nicht, was häufig vorkam.

Als wir Mitte 20 waren, wurde Thomas mal ein falsches Medikament verabreicht, eines, auf das er allergisch reagierte. Er bekam eine starke Atemnot und wurde schließlich ohnmächtig. Ich stand fassungslos daneben und wusste nicht, was ich tun sollte. Er tat mir einfach nur leid.

Ich hatte auch Mitgefühl mit ihm, als er im Büro auf eine Vorgesetzte traf, die seine Krankheit nicht verstand und dann darauf bestand, dass er dieses oder jenes noch fertig machen muss. Thomas ist ehrgeizig, leistungsorientiert und will seine Arbeit stets schnell und korrekt erledigen. Doch seine Grenzen waren erreicht und er konnte einfach nicht mehr.

Zum Glück konnte er vor einem Jahr intern wechseln und hat jetzt eine neue Chefin, mit der er in einem kreativen und aufgeweckten Team sehr kooperativ und fair arbeiten kann.

Als Kranker entwickelt man ein gutes Gespür dafür, ob ein Gegenüber Verständnis für die gesundheitliche Situation hat oder nicht.

Als ich mich neulich wieder mit ihm unterhielt, fragte ich ihn: „Thomas, stell dir vor, du hättest heute drei Wünsche frei. Was würdest du dir wünschen?“

„An erster Stelle wünsche ich mir Gesundheit“, antwortete er. „Dann ein bisschen Geld. Und eine gute Karriere.“

„Was würdest du mit einer Million machen?“, wollte ich als nächstes wissen.

„Ein Haus kaufen.“

Er machte eine kleine Pause, dann sagte er:

„Moment, ich möchte meine drei Wünsche bitte neu vergeben. Geld und Karriere sind nicht so wichtig. Ich investiere alle drei Wünsche in die Gesundheit. In deine, in die unseres älteren Bruders Matthias und in meine. Dann ist alles gut. Kannst du Gott bitte gleich Bescheid geben, dass er jetzt wirklich loslegen kann?“

Matthias, der Liebesstratege

Mein vier Jahre älterer Bruder ist bereits seit gut einem Jahr verheiratet. Die beiden sind glücklich miteinander, und im vergangenen Jahr haben wir die Weihnachtsfeiertage zusammen in unserem Ferienhaus in Valbella verbracht. Es verging kaum eine Minute, in der sie nicht miteinander geturtelt haben, sich nicht darum rissen, mit unserem Hund gemeinsam Gassi zu gehen oder zusammen in der Küche Gemüse zu schnippeln.

Als sich die beiden vor drei Jahren das erste Mal begegnet sind, verschwieg Matthias zunächst seine Mukoviszidose-Geschichte. So wie ich damals bei Martina. Es erschien ihm einfach nicht notwendig, gleich zu Beginn, wenn es im Bauch so schön kitzelt und die Hormone jede Menge Glücksgefühle ausschütten, ihr, Deborah, eine solche Nachricht zu übermitteln.

Deshalb griff er zu einer List.

Über Matthias ist damals ein Artikel über die Fliegerei – sein großes Hobby – in einer Mitarbeiter-Zeitschrift erschienen, in der auch seine Krankheit thematisiert wurde. Dieses Magazin brachte er, ganz zufällig natürlich, zum nächsten Treffen mit seiner Freundin mit. Er schlug die entsprechende Seite auf und ließ das Heft bei ihr zu Hause liegen. Daraufhin verschwand er für einen Monat, um in London eine Sprachschule zu besuchen. Genügend Zeit also für Deborah, sich über die Mukoviszidose zu informieren, sich Gedanken zu machen, vielleicht auch eine Entscheidung zu treffen.

Hätte sie ihm gesagt: „Mein Schatz, es tut mir leid, aber ich will keinen Mann, der so etwas hat", dann wäre für ihn der Fall klar gewesen.

Tage der Entscheidung. Herzklopftage!

Und siehe da, kaum war mein Bruder in England angekommen, bekam er von ihr die ersten Mails mit Fragen. Zum Beispiel: „Sag mal, wie wirkt sich das bei dir aus?" Und: „Wie wird sich das denn entwickeln?" Er beantwortete sie ehrlich und wartete ab. Würde sie dennoch anbeißen?

Sie biss an! Die beiden hielten es kaum noch aus, sich wiederzusehen, heirateten bald darauf und Deborah sieht die Mukoviszidose heute als etwas, das einfach zu meinem Bruder gehört. Etwas, was einen Teil seiner Persönlichkeit ausmacht.

Auch er hatte früher oft Angst, dass er nie eine Frau

finden würde, die ihn bedingungslos liebt. Ängste, die mich bis heute umtreiben.

Als wir Kinder waren, machte sich Matthias große Sorgen um mich. Als ich mal im Insel-Krankenhaus war und eine Eiteransammlung zwischen den Pleurablättern operativ entfernt werden musste, hat er stundenlang auf seinem Zimmer um mich geweint. Ich habe das erst viel, viel später erfahren, denn damals war er, wie er mir sagte, viel zu stolz, das zuzugeben.

„Ich dachte immer, dass man doch nicht so einfach drauflosheult“, erklärte mir Matthias später. „Aber du hast mir einfach sehr leidgetan. Ich habe auch nach deinem England-Aufenthalt geweint, als es mit deiner damaligen Freundin zu Ende ging. Nicht, weil du mein kleiner Bruder warst und ich das Bedürfnis hatte, dich zu beschützen. Nein, ganz im Gegenteil, du hast mir schon manches Mal die Augen geöffnet, wie man das Leben auch anders betrachten kann.“

„Tatsächlich?“, fragte ich ihn. „Erzähl mal!“

„Durch deinen enormen Ehrgeiz hast du manchmal Dinge getan, die ich mich gar nicht getraut hätte. Von dir habe ich, obwohl ich vier Jahre älter bin, zum Beispiel gelernt, wie man sich abends richtig in der Disco verhält, wie man sich möglichst cool an die Tanzfläche stellt, was man trinkt, wie man die Mädchen anspricht.

Ich war ja immer, im Gegensatz zu dir, etwas schüchtern und introvertiert."

„Dafür hast du mir gezeigt, wie man Kristalle findet", erinnerte ich ihn. „Wir beide kannten in Valbella im Wald hinter dem Haus eine Stelle, an der die Steine besonders glitzerten. Irgendwann begannen wir dort zu graben und plötzlich kamen größere Bergkristalle hervor, manche bis zu fünf Zentimeter groß, die wir aufklopften und in einer Grotte sammelten."

Heute bin ich überzeugt: Wir haben uns gegenseitig geerdet.

Damals in den Bergen auf ganz praktische Art, besonders aber auf geistiger Ebene. Wenn ich mal wieder davon träumte, Pilot zu werden, hat er mir das nicht ausgeredet, obwohl er wusste, dass das nie möglich sein würde. Dafür überlegte er sich spannende Alternativen: „Wie wäre es zum Beispiel mit einer Bankausbildung, da kann man jeden Tag mit Millionen Schweizer Franken jonglieren", sagte er beispielsweise. Oder: „Werde einfach Journalist, du kannst doch so gut schreiben. Als Journalist hat man nicht nur großen Einfluss, man hat auch eine gewaltige Verantwortung und eine gesellschaftliche Wächter-Aufgabe."

Ich wiederum stützte ihn, wenn er wieder mal von einer Untersuchung nach Hause kam, wenn die Ärzte in ihren weißen Kitteln die Statistiken bemüht hatten und zu ihm sagten: „Matthias, nach unseren aktuellen Berechnungen wirst du 16 Jahre alt.“ Ich konnte diese Ultimaten ganz gut verdrängen, aber für meinen Bruder waren sie immer ein Schock. Er fühlte sich dann tagelang extrem wert- und hoffnungslos.

„Ich werde nie eine Frau haben, nie eine Familie gründen können“, sagte er oft, „ich werde nicht mal einen richtigen Schulabschluss schaffen, geschweige denn einen Beruf erlernen. Sie sagen alle, dass ich bald tot sein werde.“

Man hat ihm die Freude auf die Zukunft genommen.

Gleichzeitig kochte eine große Wut in ihm auf und er setzte alles daran, möglichst gesund zu bleiben. Er wurde sogar leicht motzig gegenüber dem Krankenhauspersonal.

Mir erging es ganz ähnlich.

Aber ich hatte ja mein Schutzlächeln, das mich vor Schlimmeren und der Verzweiflung bewahrt hat.

Am liebsten würden wir zwei zusammen heute ins Kinderkrankenhaus nach Bern fahren und den schlauen Medizinern sagen: Schaut her, wir leben immer noch! Wie kann man denn einem Kind solche Angst machen? Eine Prognose abzugeben, wie lange das Leben wohl noch dauern könnte. Behauptungen aufzustellen, für die es gar keine Grundlage gab – außer vielleicht eine statistische!

Wäre man als Kranker nur nicht so sehr auf die Kunst der Ärzte angewiesen!

Die beste große Schwester der Welt

Na ja, auf eine Ärztin verlasse ich mich allerdings gern: meine Schwester! Drei Brüder, drei Mukoviszidose-Historien. Und eine gesunde Schwester. Sie ist meine Lieblingsschwester, und zwar nicht nur, weil sie die einzige ist. Sie war ganz sicher eine Leidtragende an unserer Familiensituation, weil sie nie so viel Aufmerksamkeit erfahren hat wie wir.

Sie ist Ärztin geworden, was ich nicht dem Zufall zuschreibe. Heute wohnt sie in der Nähe von Zürich. Wenn ich sie sehen will, nehme ich einfach den Zug, steige zweimal um, benutze die Straßenbahn, um in ihr Wohnviertel zu fahren, und gehe zu Fuß den Berg hoch.

Für sie gab es immer zwei Leben, eines vor der Mukoviszidose-Diagnose und eines danach. „Das Leben vorher“, sagt sie, „war geprägt von einer harmonischen Familie, wir hatten viel Spaß, wir haben gelebt, man konnte lachen, wir waren aktiv. Dann kam die Phase der Unsicherheit, die mir noch heute sehr präsent ist. Damals war ich zehn Jahre alt und du hast sehr viel gehustet, warst ständig erkältet. Man wusste nicht warum, man klärte dies und jenes ab.“

Als dann feststand, dass meine beiden Brüder und ich Mukoviszidose haben, erinnerte sie sich an ein Mädchen aus unserer Bekanntschaft, die die gleiche Krankheit hatte. Sie hatte deren blasse Haut vor Augen, die Inhalationsgeräte, die Therapien.

Und sie wusste, dass ab jetzt nichts mehr so sein würde, wie es war.

Leben Nummer zwei begann.

„Dass ich selbst nicht betroffen war", erzählt sie, „hat für mich überhaupt keine Bedeutung gehabt. Ich hatte vielmehr große Sorgen, was jetzt passieren und was sich verändern würde. Ganz konkret waren von da an unsere Eltern für mich schwerer zugänglich. Weil schlichtweg die Zeit gefehlt hat. Für mich. Was nicht wertend ist, denn wenn ich heute eine Familie mit vier gesunden Kindern sehe, dann geht es bereits bei denen drunter und drüber. Wie soll man denn da bei drei Dauerpatienten jedem und allem jederzeit gerecht werden?"

Der Entschluss, einen medizinischen Beruf zu ergreifen, fiel bei meiner Schwester bereits, als sie noch ein kleines Mädchen war. Es gibt ein Foto, damals war sie vier, auf dem sie mit ganz vielen Puppen zu sehen ist. Diese Puppen haben alle nichts an. Meiner Schwester hat es damals nicht viel Spaß gemacht, den Puppen Kleider anzuziehen. Nein, sie hat die Puppen immer genau untersucht. Das hat sie fasziniert und sie war sich immer sicher, Krankenschwester zu werden. Weil sie aber einen so guten Schulabschluss hatte, wurde sie Ärztin.

„Warum gerade Medizin?", erzählt sie. „Ich habe das Leben in unserer Familie so empfunden, dass das, was meinen Brüdern widerfahren ist, das Schlimmste überhaupt war. Aber das konnte doch nicht alles sein. Deshalb interessierte ich mich so sehr dafür, was in anderen Familien passierte und welche gezielten Hilfestellungen medizinischer, aber auch psychosozialer Art möglich sein können."

Für mich ist meine große Schwester heute wie damals eine gute Gesprächspartnerin.

Ich bin ihr unendlich dankbar dafür, dass ich sie sieben Tage die Woche 24 Stunden lang anrufen darf, selbst bei Beziehungsstress oder wenn ich in einer Ambulanz in Südengland gelandet bin. Sie gehört zu uns, sie gehört zu mir.

Damals empfand sie unsere sechsköpfige Familie häufig als fünfköpfige – und sie stand beobachtend daneben. Hin und wieder sicher auch staunend. Wenn zum Beispiel Bekannte sie ständig löcherten, wie es denn den Brüdern, der Mama und dem Papa gehe, und sie dabei die Angst hatte, ihre eigene Persönlichkeit zu verlieren. Am liebsten hätte sie geantwortet: „Hallo, danke, mich gibt's auch noch! Fragen über meine Brüder und meine Eltern möchte ich ab jetzt nicht mehr beantworten."

Vor einigen Tagen hat sie mir erzählt, wie sie sich an einen Mittwoch kurz nach der Diagnose erinnert. Sie war bei uns zu Besuch im Kinderkrankenhaus in Bern und traf eine Sozialarbeiterin, die unserer Mutter ständig mit guten Ratschlägen auf die Pelle rückte. Diese Frau wollte meiner Schwester etwas Gutes tun, indem sie ihr zeigte, dass es auch noch andere Schicksalsschläge gibt. Also gingen sie quer durch das Krankenhaus, von der chirurgischen Abteilung über die Innere Abteilung bis zur Langzeitstation für Kinderkrebsfälle. Dann platzten sie in das Schulzimmer hinein. Meine Schwester sah dort ein schneeweißes Kind sitzen, abgemagert bis auf die Knochen, keine Haare auf den Kopf und eine Infusion am Arm. Mehr tot als lebendig.

„Ich stand dort", erzählte sie, „und konnte mich vor Schreck nicht mehr rühren. Dieses Bild hat mich total lang in Alpträumen verfolgt und hatte natürlich *nicht* die Wirkung, dass ich die Krankheit meiner Brüder ab diesem Moment gelassener sah. Ganz im Gegenteil: Ich befürchtete, dass es ihnen auch irgendwann so ergehen könnte."

„Hast du dir oft Sorgen um mich gemacht?“, frage ich.

„Sicherlich. Aber weniger wegen der Krankheit, sondern weil du immer wieder deine Grenzen ausgelotet hast. Wenn es dir zu gut ging. Wenn du zu viel von dir gefordert hast. Ganz konkret denke ich an die Zeit mit deiner Freundin Martina. Damals hast du dir sehr viel zugemutet, an emotionalem Stress und auf den Reisen. Aber wärst du mir dankbar gewesen, wenn ich dir damals geraten hätte, besser auf dich aufzupassen?“

„Nein“, antworte ich ehrlich und kann mir ein Grinsen nicht verkneifen. Sie kennt mich gut. Meine Schwester.

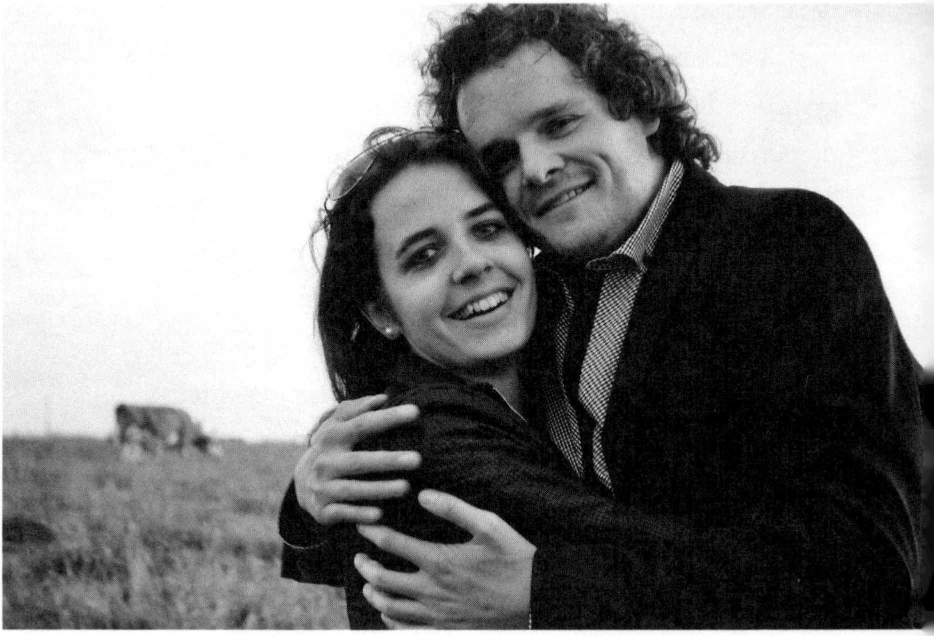

10

Mehr als ein Nachwort: Zeilen an meine große Liebe

Nun möchte ich endlich auf meine heimliche Widmung für dieses Buch zurückkommen – „Für B.“. Es war für mich wie für jeden Autor dieser Welt, ob gesund oder nicht, eine Anstrengung, dieses Buch zu schreiben. Ganz am Anfang, als ich in Valbella anfing zu schreiben, spornte mich der Gedanke an: Ich möchte alles so persönlich wie möglich für Barbara aufzeichnen.

Klar, ich könnte jetzt an dieser Stelle eine Laudatio auf sie halten, doch möchte ich mir dies für die Zweisamkeit und für die Stunden mit unseren Familien vorbehalten.

Auch Barbara fragte ich, welche Wünsche sie äußern würde, wenn sie drei frei hätte.

Sie antwortete:

1. Ein Leben mit Gott.
2. Heilung.

3. Gemeinsam eine erfüllte und glückliche Beziehung erfahren.

Kaum hatte sie das ausgesprochen, liefen mir Tränen der Rührung über die Wangen. Ich wischte sie schnell weg und glaube, dass mir das Verbergen ganz gut gelang. Doch um der Wichtigkeitsskala treu zu bleiben, tauschte ich für mich Wunsch Nummer drei mit Wunsch Nummer zwei.

Nie vergesse ich den Tag, an dem sie mir die Antwort auf meinen langen Liebesbrief schickte:

Lieber Markus,

deine romantischen Worte berühren mich. Aber nicht sie allein geben mir die Sicherheit, dass du mich liebst und dass du bei mir bleiben wirst. Sondern die Momente, die ich mit dir verbringen darf! Du beweist mir deine Liebe, indem du mir nach einem anstrengenden Arbeitstag zuhörst, mich verstehst in dem, was mich genervt oder gefreut hat. Indem du mir Freude mit frischen Frühlingsblumen oder kleinen Überraschungen machst. Du nimmst meine irrationalen Gefühlsausbrüche hin und zeigst Verständnis. Du schenkst mir deine Zeit, du förderst mich, du hilfst mir, meine Begabungen auszuleben. Du bist immer interessiert.

Ich liebe an dir, dass du warmherzig, humorvoll, selbstlos, diszipliniert, ehrlich, aufbauend, vielseitig und geduldig bist.

Du bist mein bester Freund, mit dir will ich nicht nur meine Geheimnisse teilen, sondern auch mein Leben.

In Liebe,
Barbara.

Ich kann Gott für dieses große Geschenk gar nicht genug danken!

Nun möchte ich die geheime Widmung ganz offiziell machen: Dieses Buch ist auch meiner großen Liebe Barbara gewidmet, der Krone der Schöpfung. Aus unserer engen Freundschaft hat sich in den letzten Monaten eine tiefe Beziehung entwickelt.

Übrigens: Wenn ich ein Mädchen geworden wäre, hätte ich Barbara geheißen.
Sagen meine Eltern.

Danksagung

Ich danke allen, die mich bei der Entstehung dieses Buches unterstützt haben. Vor allem danke ich Peter Hummel für die Zusammenstellung des Textes.

Mein Dank geht auch an Dr. Carlo Mordasini, der mich bei medizinischen Fragen unterstützt hat, sowie an Professor Dr. Adler, der meine Mutter über so viele Jahre begleitet hat.

Ich danke meiner Hausärztin, einer unerschütterlichen Idealistin, die mich immer wieder auch psychologisch betreut hat, wenn es im Leben eng wurde.

Auch bei meinen Lehrern möchte ich mich bedanken für all die Geduld und den Glauben an mich. Für alles Fördern und Fordern, Zutrauen und Anstoßen. Danke, dass sie in mir nicht nur den Kranken gesehen haben, sondern den jungen, wissbegierigen Menschen in mir mit vielen Gaben. Nochmals großen Dank an meine Familie, meine ICF-Gemeinde und vor allem an Gott: meinen Retter, der mich jeden Tag Leben atmen lässt.

Ihm kann ich gar nicht genug danken. Jeder Tag ist ein Geschenk von ihm und er hat mich mit einer besonderen Liebe überrascht.

Anhang

Was ist Mukoviszidose?

Was ist Mukoviszidose genau? Eine Spurensuche nach Ursachen, Symptomen und Wegen, um Missverständnisse aus der Welt zu räumen.

Mukoviszidose ist eine angeborene Stoffwechselstörung und bis heute nicht heilbar. Ihre beiden Namen bezeichnen typische Merkmale der Krankheit: Die heute übliche Bezeichnung in der Schweiz ist „Cystische Fibrose“ (CF). Der Name bezieht sich auf die sackförmigen (cystischen) Erweiterungen der Bronchien und auf die Vernarbung des Gewebes von Lungen und Bauchspeicheldrüse (Fibrose). Der vor allem in Deutschland verbreitete Name „Mukoviszidose“ bedeutet „Krankheit des zähen Schleims“. Dieser zähe Schleim, den ich persönlich als besonders unangenehm empfinde, entsteht durch die veränderte Zusammensetzung der Körperflüssigkeiten und behindert die Funktion der Lungen, der Bauchspeicheldrüse, des Verdauungstraktes und noch einiger anderer Organe.

Die Cystische Fibrose ist die häufigste unter den vererbten Stoffwechselkrankheiten in der weißen Bevölkerung. Eine unheilbare Krankheit, die in Mitteleuropa etwa jedes zweitausendste Neugeborene betrifft.

Als erstes Anzeichen für die CF gilt der Darmverschluss durch zähklebrigen Stuhl bei Neugeborenen. Im Säuglings- und Kindesalter stehen Entwicklungsstörungen und Lungenprobleme im Vordergrund. Die betroffenen Kinder leiden unter ständigem Husten und häufigen Infektionen der Atemwege. Bei älteren Kindern und Erwachsenen mit CF können weitere Symptome hinzukommen: Entzündung der Gallenblase, Leberverhärtung, Diabetes und Osteoporose. Im Endstadium der Krankheit versagen meist die Lungen. Immerhin: Neugeborene mit CF haben heute dank verbesserter Therapie gute Chancen, 50 Jahre oder älter zu werden.

Mukoviszidose zählt zu den klassischen Erbkrankheiten und ist seit den 30er Jahren des letzten Jahrhunderts bekannt. Eine Erbkrankheit entsteht durch einen Fehler auf einem oder mehreren Genen. Dieser Fehler bleibt oft über Generationen in der Familie. Die Kinder erben somit den Gendefekt von ihren Eltern.

1989 lokalisierten Wissenschaftler im Erbgut den genauen Ort des Defekts, der für die Entstehung der CF verantwortlich ist. Auf dem Chromosom Nummer 7 der insgesamt 23 Chromosomen (das sind die Träger des menschlichen Erbgutes) ist bei den Betroffenen eine falsche Information gespeichert.

Der Informationsfehler auf Chromosom Nummer 7 bewirkt, dass ein wichtiges Eiweiß im menschlichen Organismus nicht richtig hergestellt wird. Dieses Eiweiß sitzt auf der Hülle vieler Körperzellen und wirkt normalerweise wie eine Tür zwischen der Zelle und ihrer Umgebung. Durch die Tür strömen dauernd Chlorteilchen, die für die Zusammensetzung der Körperflüssigkeiten wichtig sind. Bei Patienten mit Mukoviszidose klemmt die Tür und behindert den Strom von Chlorteilchen. Dadurch werden die Körperflüssigkeiten zäh und verstopfen Organe wie Lungen, Bauchspeicheldrüse und Darm.

Etwa jeder zwanzigste Mensch in Europa trägt das defekte Gen auf dem Chromosom 7. Aber warum erkrankt nur jedes zweitausendste Neugeborene an CF? Weil die meisten Zellen des Körpers die gesamte Erbinformation im Doppel enthalten. Das Erbgut verteilt sich auf 23 Chromosomen und jedes dieser Chromosomen verfügt über einen Zwilling in Form einer genauen Kopie. Die einzige Ausnahme ist das Geschlechtschromosom, das nur als Einzelexemplar vorkommt. Entsteht nun auf einem der restlichen 22 Chromosomen ein Fehler, so gleicht ihn das intakte Zwillings-Chromosom aus. Ist dieses Chromosom aber ebenfalls defekt, kann der Schaden im Erbgut nicht mehr repariert werden. Genau das führt zur Entstehung von Erbkrankheiten wie Mukoviszidose.

Die Krankheit schädigt meistens mehrere Organe. Deshalb treten auch verschiedene Symptome auf. Am stärksten betroffen ist aber meistens die Lunge. Mit der Folge, dass Atemversagen die häufigste Todesursache der Patienten ist.

Die Atemwege sind mit einer Schleimhaut ausgekleidet und mit Flimmerhärchen besetzt. Bei gesunden Menschen überzieht ein dünner Flüssigkeitsfilm die Schleimhaut. Darauf bleiben eingeatmete Schmutzteilchen und Krankheitskeime hängen und werden von den Flimmerhärchen wieder nach außen transportiert. Auf diese Weise verhindern Schleimhaut und Flimmerhärchen die Verschmutzung der Lungen. Eine perfekt konzipierte Reinigungsmechanik. Theoretisch.

Bei Mukoviszidose-Kranken ist der Schleim in den Atemwegen so zähflüssig, dass die Flimmerhärchen den Schmutz und die Krankheitskeime nicht mehr nach außen transportieren können. Die Folgen sind

Husten, schleimiges Sekret, ständig wiederkehrende Atemwegs-Infektionen und – bei fortgeschrittener Erkrankung – zunehmende Atemnot.

Krankheitskeime besiedeln bei Erkrankten die Lungen oft schon im Säuglingsalter, was jede Menge Entzündungen mit sich bringt. Und diese Entzündungen zerstören mit der Zeit das gesamte Lungengewebe. Die Betroffenen leiden dadurch unter Krankheitserregern, die für gesunde Menschen keine Gefahr darstellen.

Die Bauchspeicheldrüse produziert Enzyme, die eine wichtige Rolle bei der Verdauung der Nahrung spielen. Ähnlich wie bei den Lungen verstopft auch in der Bauchspeicheldrüse zäher Schleim die Ausführungsgänge, durch die die Verdauungsenzyme in den Dünndarm fließen. Die Nahrung wird dadurch ungenügend verdaut. Kinder mit Mukoviszidose entwickeln sich deshalb oft schlecht, sind extrem dünn und blass, die Haut wird durchsichtig und pergamentartig. Weil die Bauchspeicheldrüse neben ihrer Funktion bei der Verdauung auch noch Insulin herstellt, entsteht bei etwa einem Drittel der Betroffenen mit der Zeit Diabetes.

Zum Glück spüre ich davon noch nichts. Aber auf genau diese Folgekrankheiten, dazu gehören etwa auch Knochenschwund, Vernarbung des Lebergewebes und Lungenblutungen, muss ich in Zukunft genau achten.

Früher waren diese Probleme nicht so wichtig, weil die meisten Patienten vor deren Ausbruch gestorben sind, aber inzwischen werden wir Mukoviszidose-Patienten immer älter.

Bis heute ist es nicht möglich, die Ursache der Cystischen Fibrose, den Gendefekt, zu korrigieren. Deshalb beschränkt sich die Behandlung auf die vielen Symptome der Krankheit. Die Therapie hat das Ziel, die Funktion der betroffenen Organe möglichst lange zu erhalten, um die Lebensqualität zu steigern und die Lebenserwartung zu erhöhen.

Antibiotika spielen bei der Behandlung eine entscheidende Rolle.

Die Entdeckung des Mukoviszidose-Gens im Jahr 1989 weckte vielen Betroffenen die Hoffnung, dass die Krankheit irgendwann mittels einer Gentherapie geheilt werden kann. Leider blieben die Bemühungen zur Entwicklung einer wirksamen Therapie in dieser Richtung bis jetzt erfolglos.

Informationen

Deutschland

Christiane Herzog Stiftung
Geißstraße 4
70173 Stuttgart
www.christianeherzogstiftung.de

Der Stiftung ist es ein Anliegen, die medizinische Versorgung Mukoviszidose-Kranker zu verbessern, die Forschung voranzutreiben sowie erkrankten Menschen dabei zu helfen, ein möglichst normales Leben führen zu können.

Mukoviszidose e.V.
Bundesverband Selbsthilfe
bei Cystischer Fibrose (CF)
In den Dauen 6
53117 Bonn
www.muko.info

Schweiz

Lungenliga Schweiz
Südbahnhofstraße 14 c
3000 Bern 14
www.lungenliga.ch

Schweizerische Gesellschaft
für Cystische Fibrose (CFCH)
Altenbergstrasse 29
Postfach 686
3000 Bern 8
www.cfch.ch

Österreich

Cystische Fibrose Hilfe Österreich
Hanuschgasse 1
2540 Bad Vöslau
www.cf-austria.at

Vita

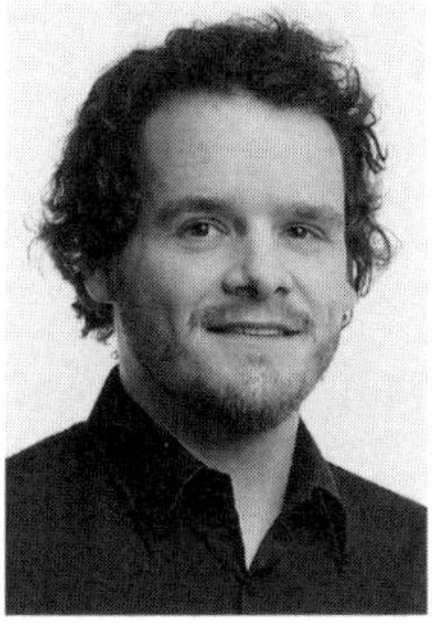

Markus Hänni

Im Alter von zwei Jahren wurde bei dem gebürtigen Schweizer die unheilbare Krankheit Mukoviszidose diagnostiziert. Heute, knapp 30 Jahre später, lebt er in einer glücklichen Beziehung, hat beruflich Fuß gefasst, schreibt Theaterstücke und Musicals und tritt auf verschiedenen Bühnen auf.

MIX
Papier aus verantwortungsvollen Quellen
FSC® C014496

Verlagsgruppe Random House FSC-DEU-0-100
Das für dieses Buch verwendete FSC®-zertifizierte Papier
Munken Premium Cream liefert Arctic Paper Munkedals AB, Schweden.

1. Auflage 2012
Bestell-Nr. 814 550
ISBN 978-3-942208-55-0

Textgestaltung: Peter Hummel, Augsburg
Umschlaggestaltung: Gute Botschafter, Haltern am See
Umschlagfoto und Bild Seite 2/3: Martin J. Briegel, Altensteig
Fotos Farbteil, wenn nicht anders angegeben: Markus Hänni, privat
Satz: Marcellini Media GmbH, Wetzlar
Druck: GGP Media GmbH, Pößneck
Printed in Germany

Lebensmut, der ansteckt.

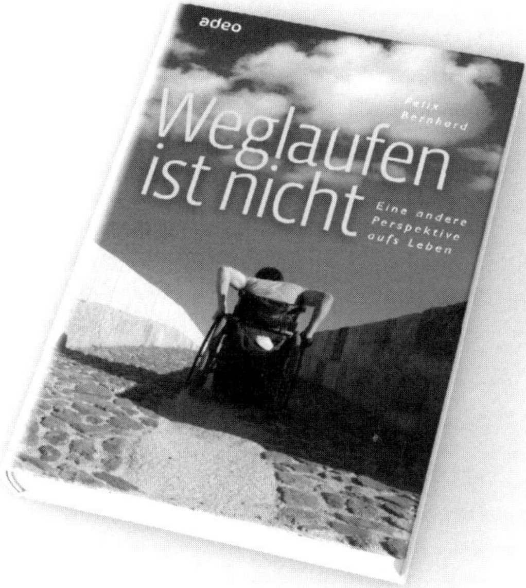

Gebunden · 224 Seiten
Mit Schutzumschlag
ISBN: 978-3-942208-20-8

Seit seinem 19. Lebensjahr sitzt Felix Bernhard im Rollstuhl. Dennoch gelingt es ihm, im Alleingang den Jakobsweg zu meistern. In diesem Buch blickt er zurück auf eine Schlüsselstelle: Er steckt fest – und Gott greift ein. Felix Bernhard nimmt Sie mit auf den Weg seines Lebens. Er hat noch viel vor. Und er weiß: Weglaufen ist nicht. Ein inspirierendes Buch, das Mut macht, trotz Rückschlägen Freude am Leben zu haben.

adeo
Unterwegs. Sein.

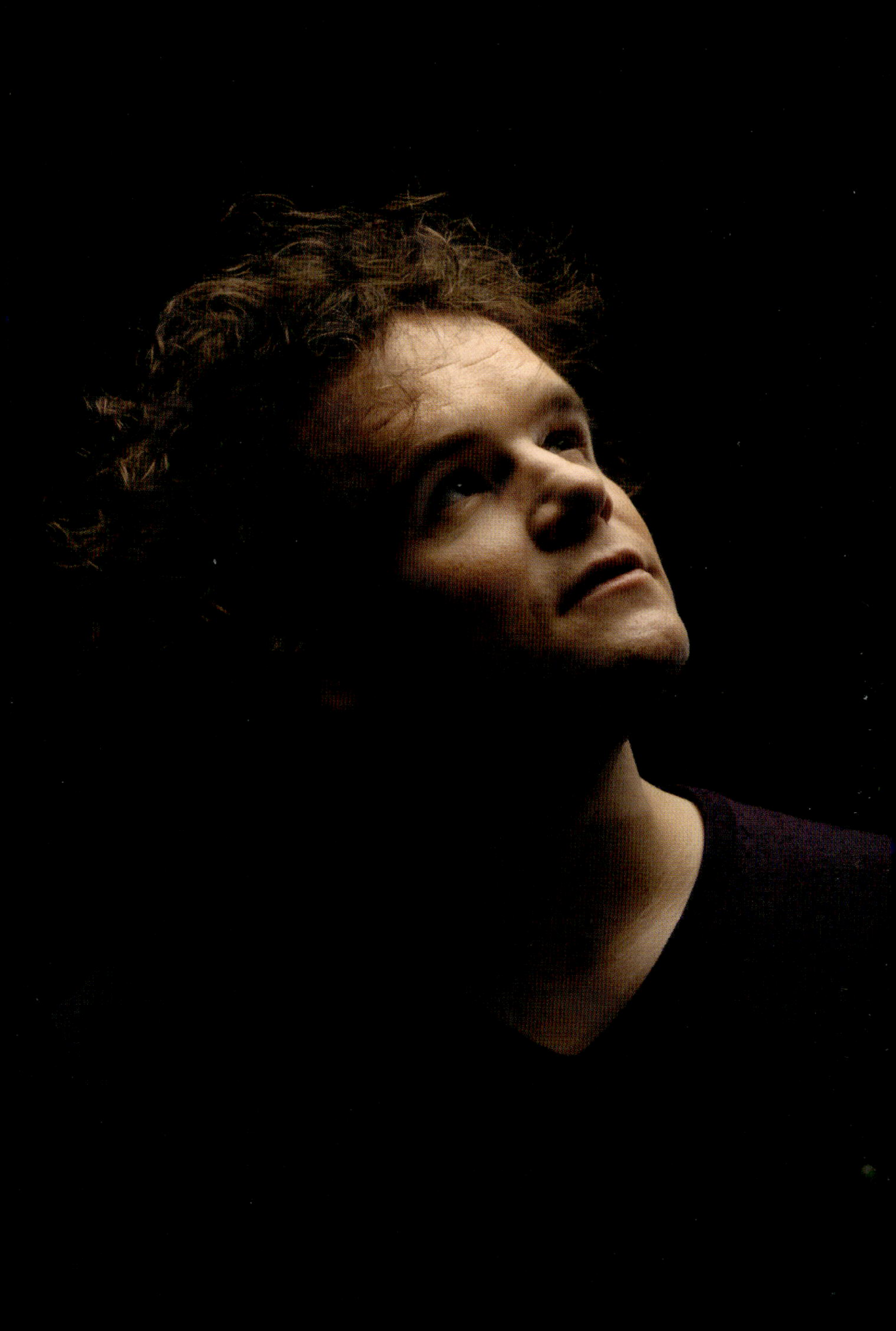

Markus Hänni als Schauspieler, 2009

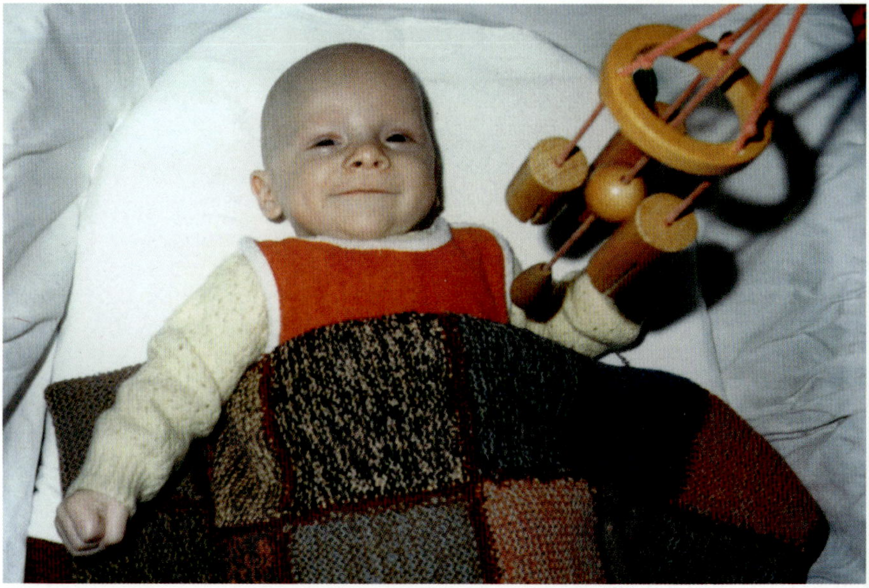

Frühjahr 1981: Markus Hänni, fünf Monate jung

April 1983: Markus im Tessin. Kurz darauf bekommt die Familie die schreckliche Diagnose, dass ihre drei Söhne unheilbar krank sind.

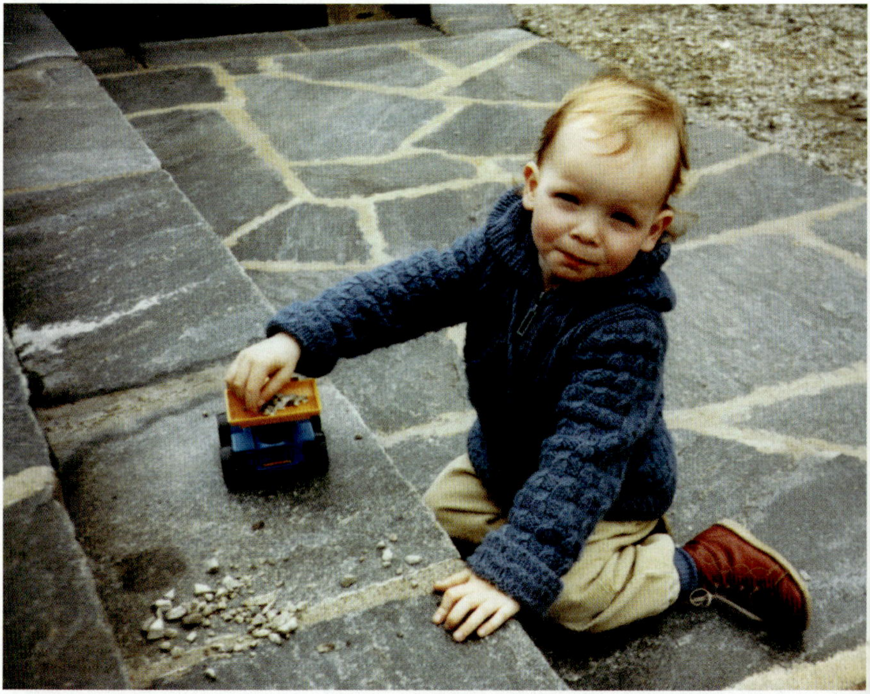

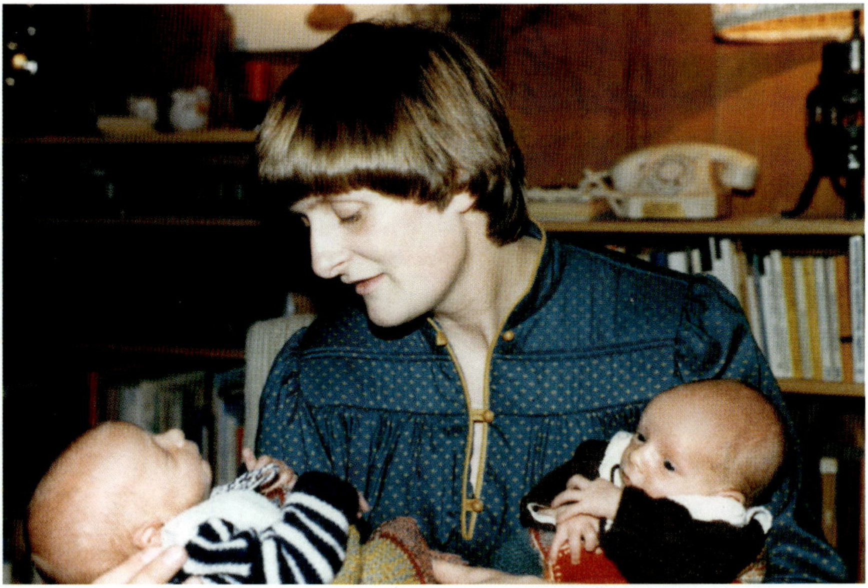

Kurz nach der Geburt: Thomas und Markus in den Armen der Mutter

Valcasa – unser Haus in Valbella, Bündner-Berge

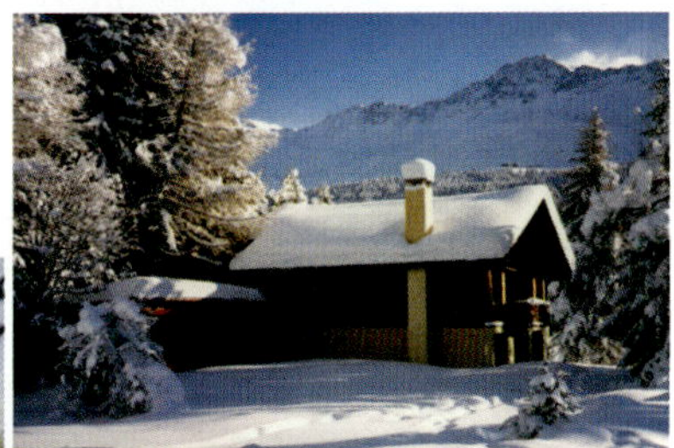

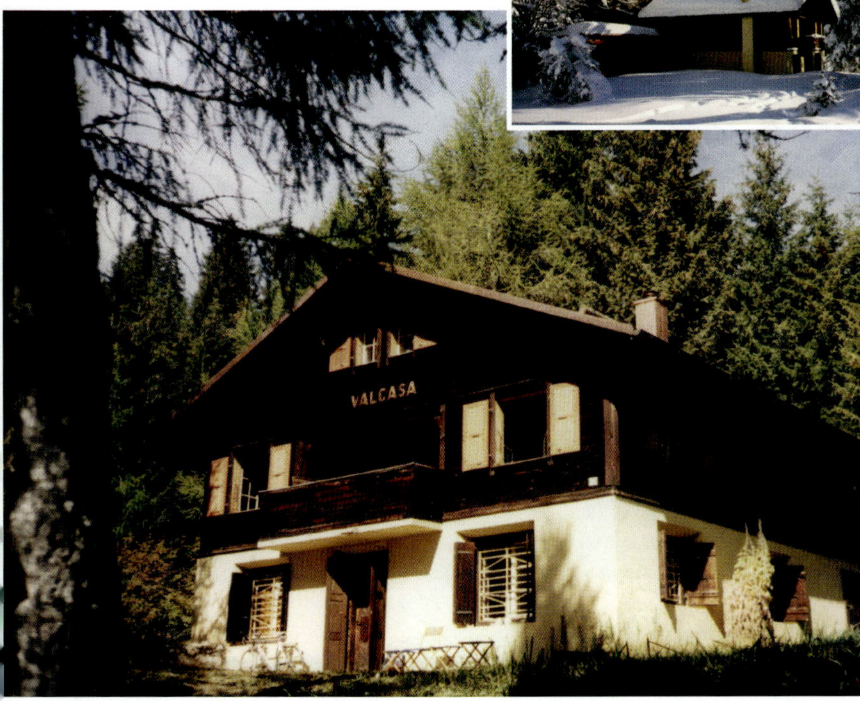

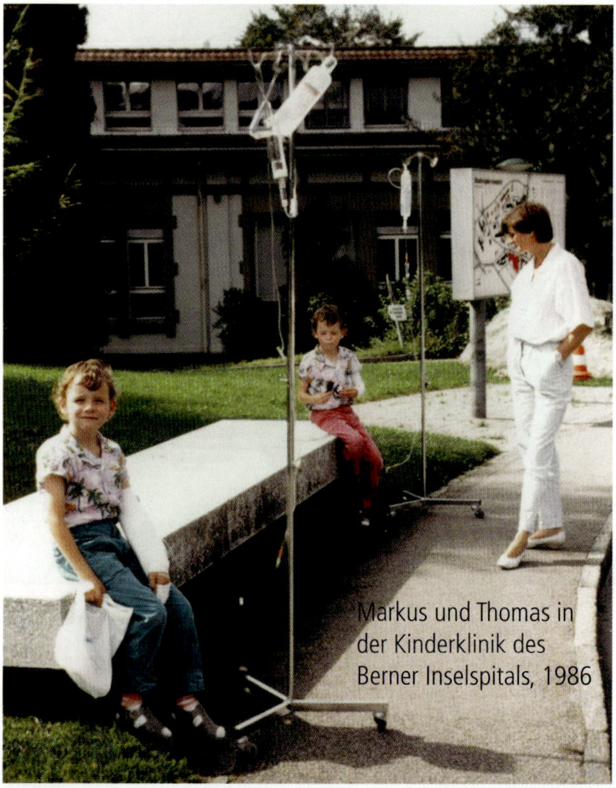

Markus und Thomas in der Kinderklinik des Berner Inselspitals, 1986

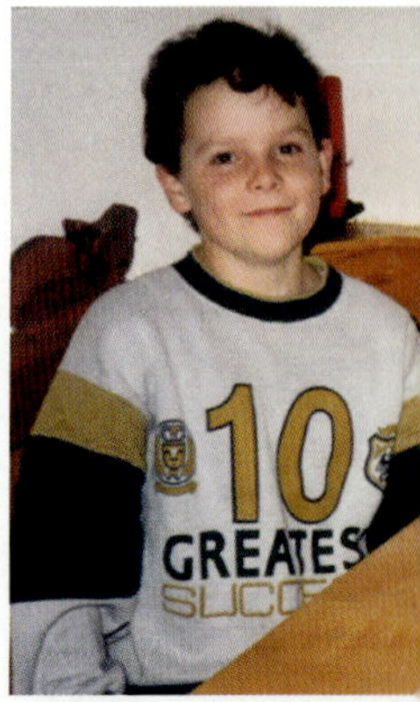

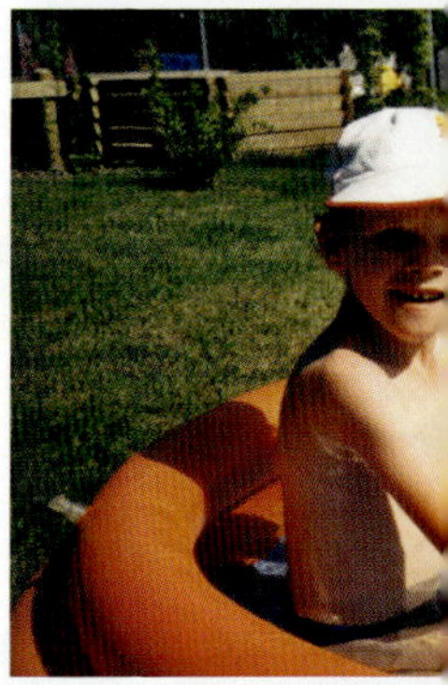

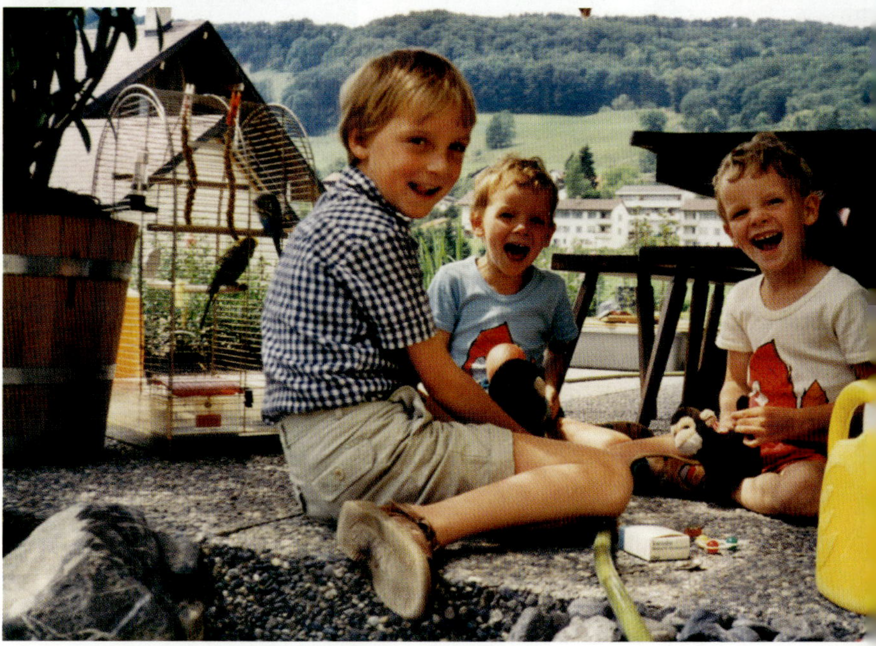

Toffen, 1985: die drei Brüder Matthias, Markus und Thomas

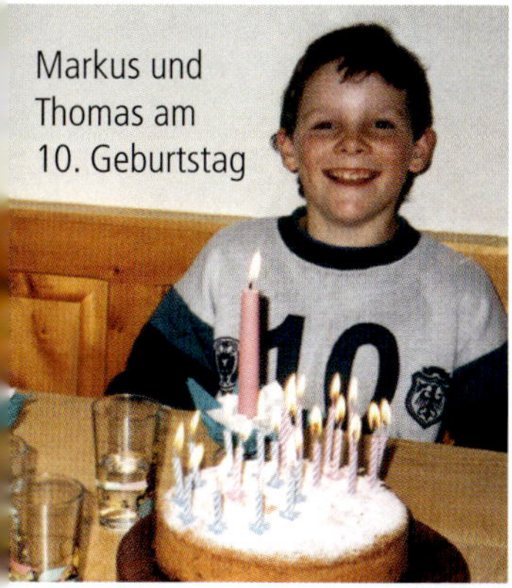

Markus und Thomas am 10. Geburtstag

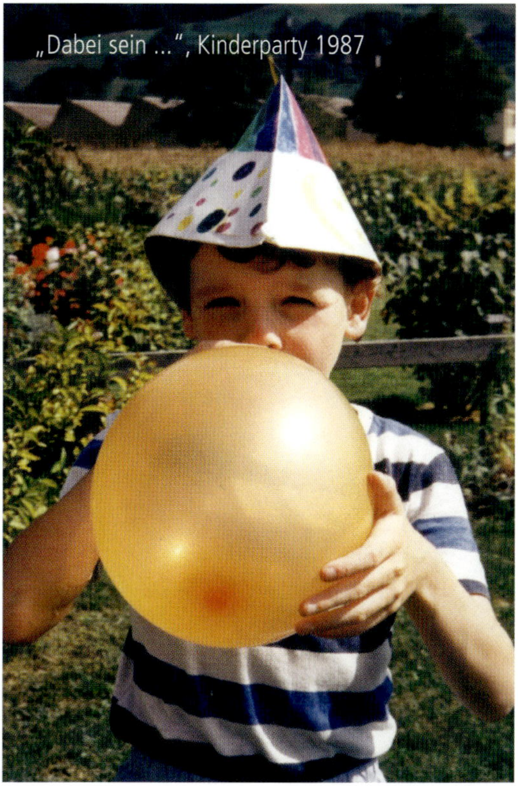

„Dabei sein ...“, Kinderparty 1987

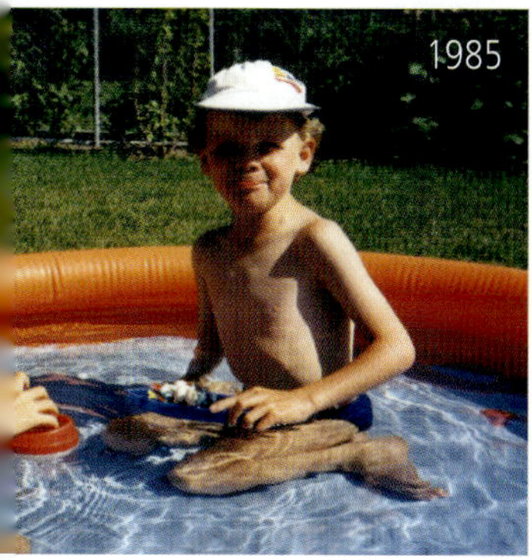

1985

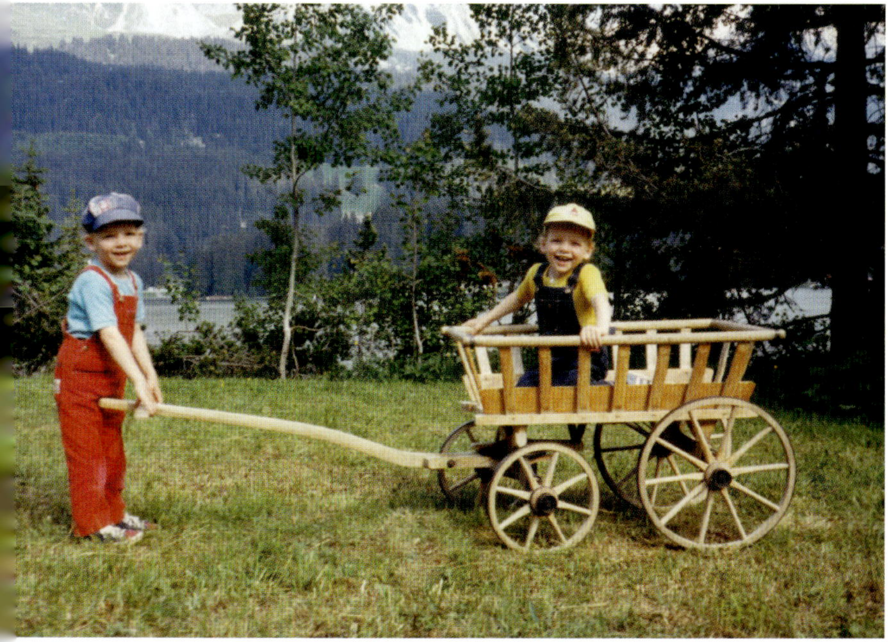

Valcasa, Sommer 1984: Thomas und Markus genießen ein Stück unbeschwerte Kindheit

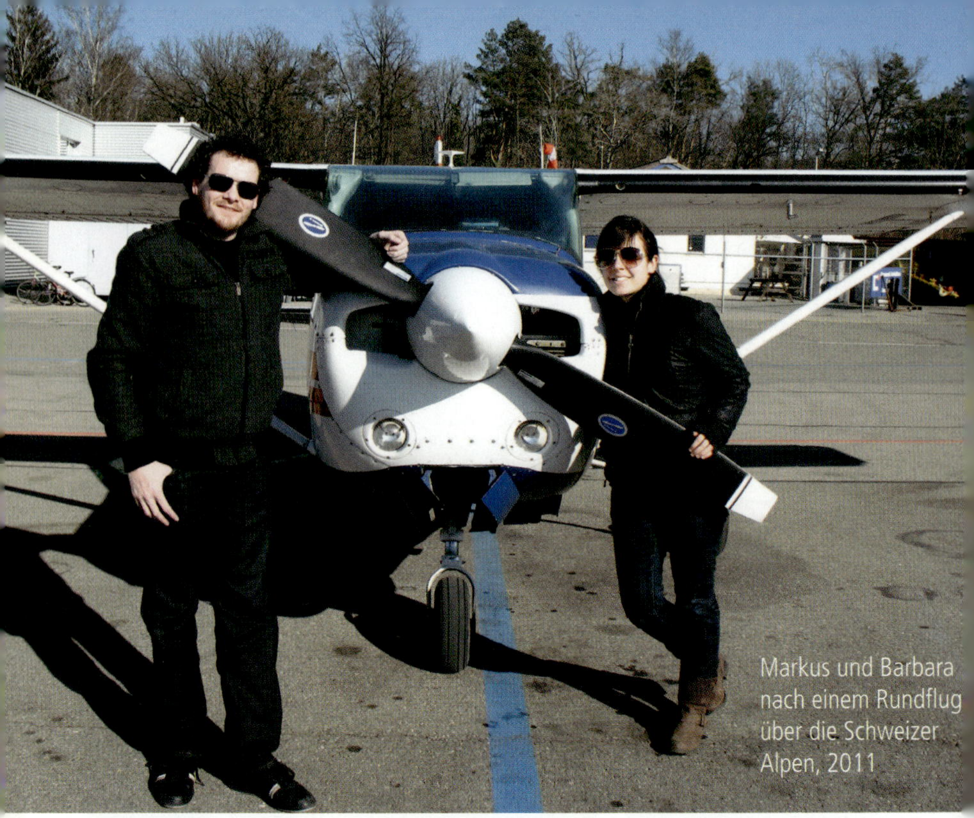

Markus und Barbara nach einem Rundflug über die Schweizer Alpen, 2011

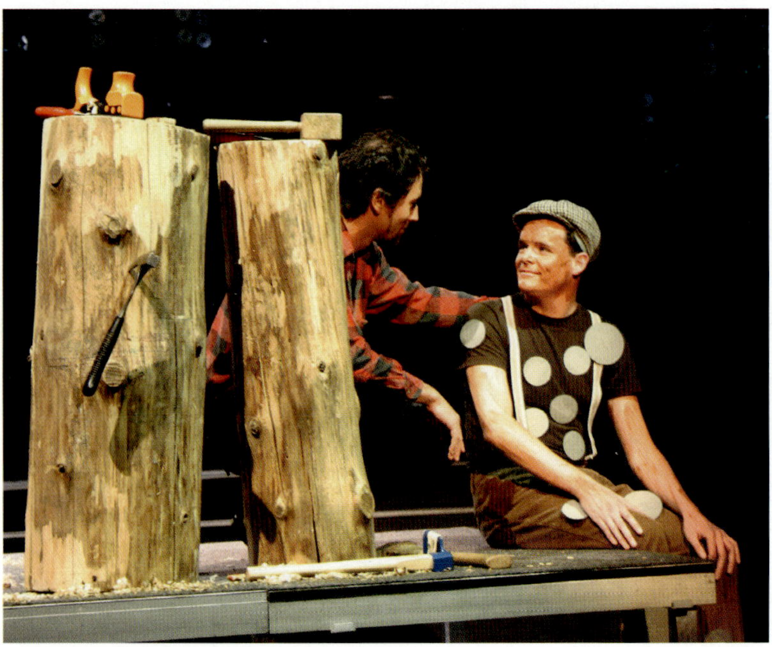

Markus auf der Bühne als Punchinello, 2007

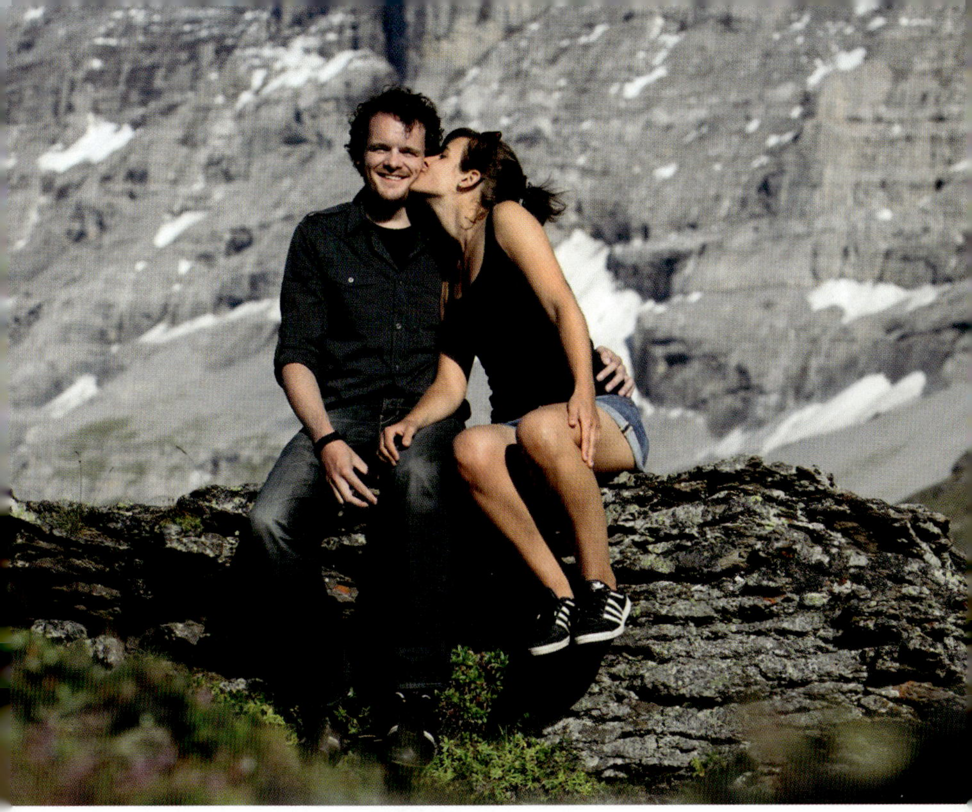

Markus und Barbara: Gemeinsam unterwegs Foto: Martin J. Briegel

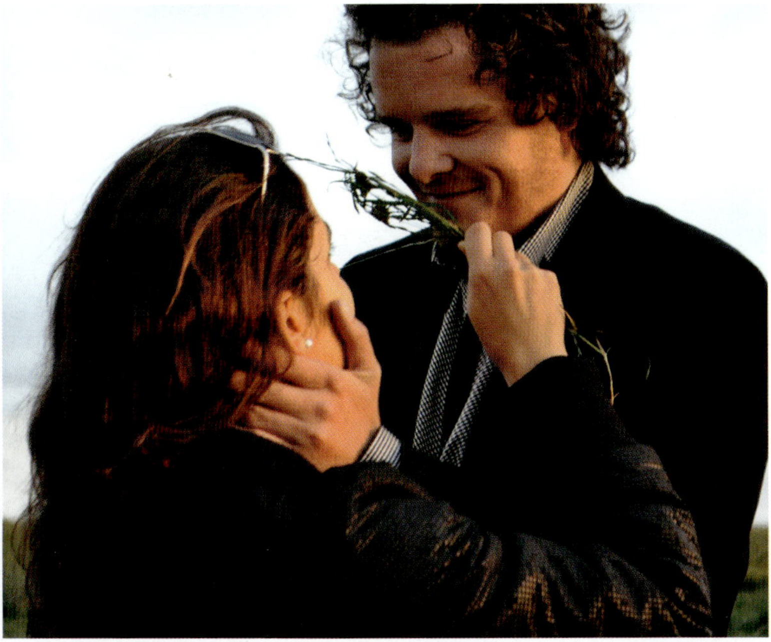

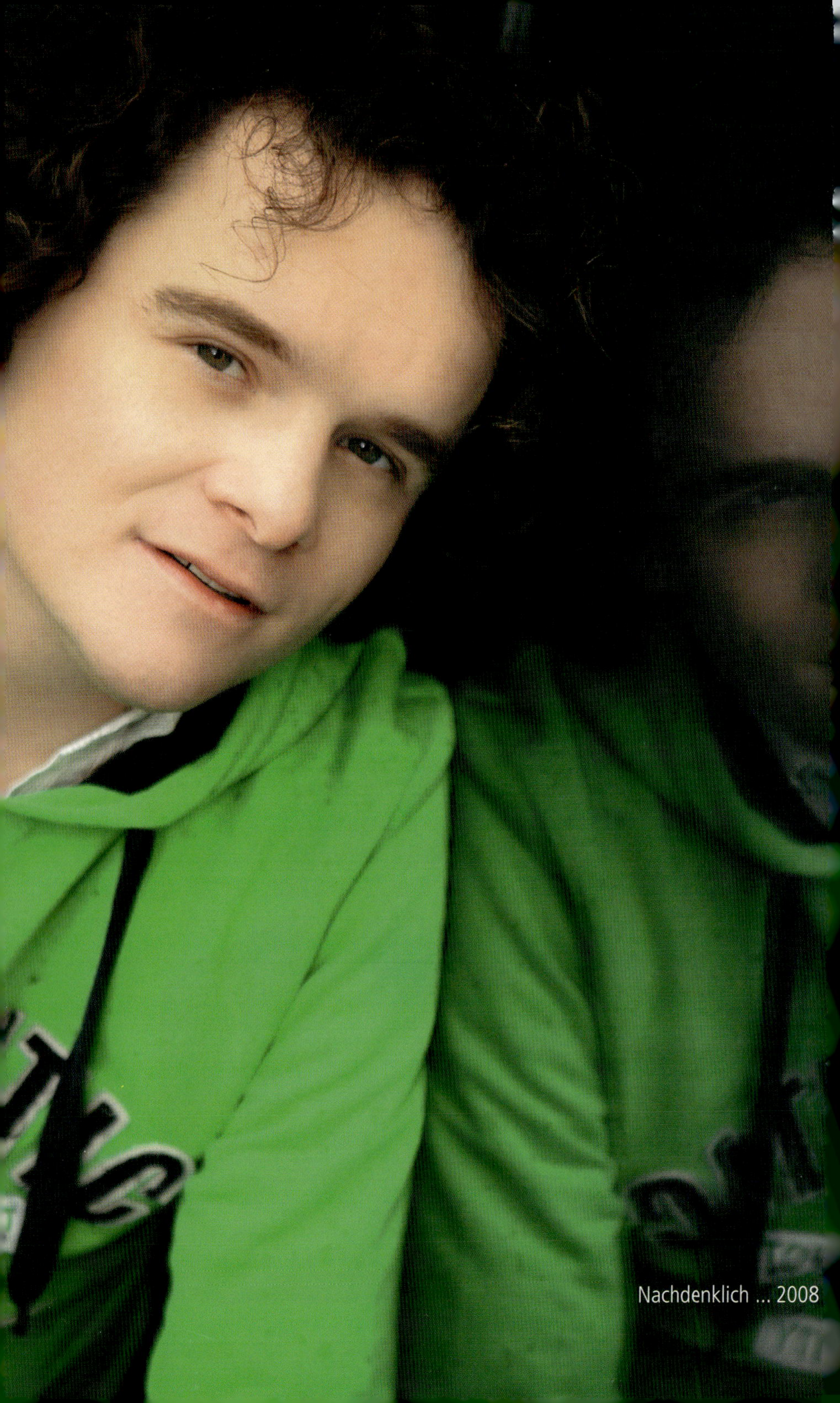
Nachdenklich ... 2008